기억회상 색칠하기 ❷

치매예방 속담그림 색칠하기

나윤채, 장일상, 한광일 엮음

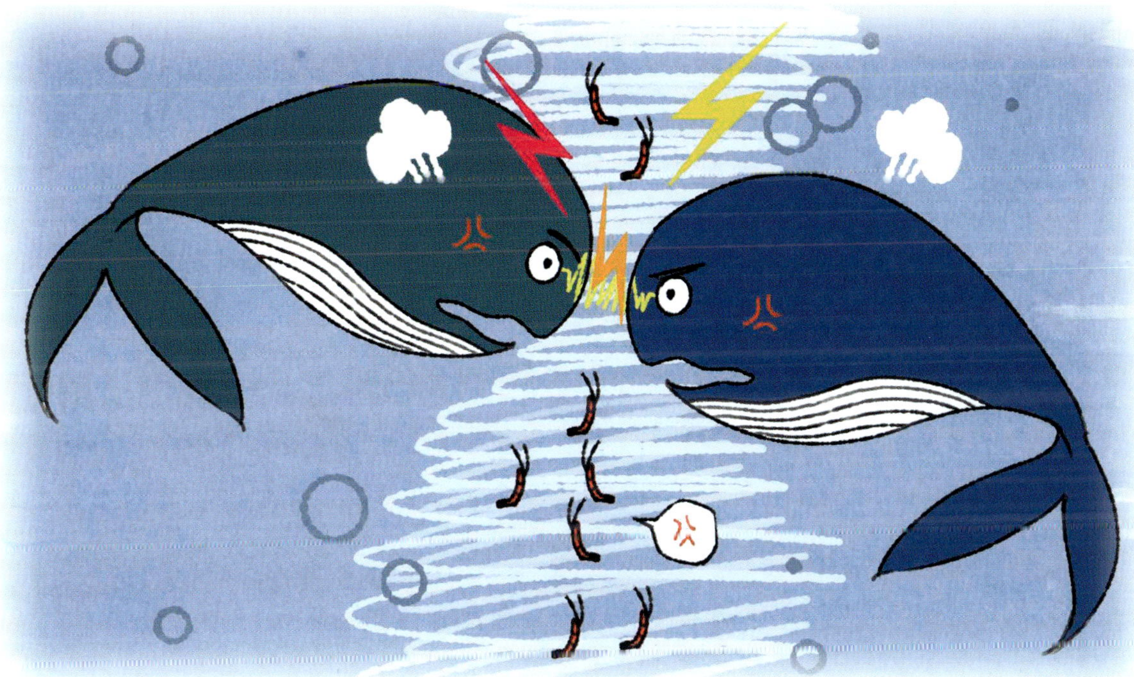

KFLA Korea Federation of Local Long term Care for Senior citizens' Association
한국장기요양기관지역협회연합

◎ 저자소개

나윤채 한국장기요양기관지역협회연합 회장
고양시노인장기요양기관협회 회장
일산요양보호사교육원 대표
지극정성요양원 대표

장일상 행복나눔연구소 대표
행복안전교육원 원장
(사) 한국여성소비자연합 청주지부장
이혈건강교육협회장

한광일 한국레크리에이션협회 회장
(사) 국제웃음치료협회 회장
한국열린사이버대학교 석좌교수

《치매예방 속담그림 색칠하기》는 서현사의 《기억회상을 위한 속담색칠하기》에서 가져온 그림으로 재구성하였습니다. 그림에 대한 사용은 한국장기요양기관지역협회연합에 한하여 복제에 대한 권한이 있습니다. 자료의 전송, 복제, 출판은 엄격히 금하며 저작권법에 의해 처벌받을 수 있습니다.

기억회상 색칠하기 ❷

치매예방 속담그림 색칠하기

2023년 4월 15일 1판 1쇄 인쇄
2023년 4월 20일 1판 1쇄 발행

엮은이 나윤채, 장일상, 한광일
펴낸이 조재성
그 림 최윤정
펴낸곳 서현사

등 록 2002년 8월 14일 제 03-01392호
주 소 경기도 고양시 일산동구 중앙로 1055번지 레이크하임 206호
전 화 031-919-6643
팩 스 031-912-6643

ISBN 979-11-88986-52-1 94510
979-11-88986-50-7(세트)

정가 30000원

목차

사용방법

《치매예방 속담그림 색칠하기》는 도서출판 서현사 출간 《기억회상을 위한 속담색칠하기》에서 가져온 그림으로 재구성하였습니다.
본문의 그림은 우리 일상에서 많이 사용하는 속담을 가지고 그림으로 표현한 것입니다.
은유적인 표현의 그림도 있어 곰곰이 생각해 봐야 할 속담들도 있습니다.

속담에 관련된 자신의 일화를 이야기하며 그림에 색을 칠하시면 기억회상에 많은 도움이 될 것입니다.

그림은 이야기 내용에 맞춘 것에다 약간의 상상력을 추가하여 그린 것입니다.
그림에 색을 칠하는 동안 어르신들께 재미있게 생각을 덧붙여보도록 하세요.
이야기를 하기 위해서 생각을 하고, 좋은 말로 설명하기 위해 뇌 활동을 많이 하게 됩니다.

단순한 소리만 내는 것이 아니라 말을 한다는 것은 아주 중요합니다.
상대에게 듣기 좋게 고운 말을 한다는 것이 치매예방과 중증으로 가는 진행을 막는 데 도움을 줄 수 있습니다.
속담 그림에 색을 칠하는 동안 그림에 대한 이야기와 색을 선정한 이유들을 가능하면 존칭을 사용하며 말할 수 있도록 유도해 보십시오.

엮은이 나 윤 채

1 가는 날이 장날이다

• **의미**

뜻하지 않은 일을 때마침 공교롭게 만나거나 뜻밖에 일이 잘 들어맞을 때 쓰는 말입니다.

• **비슷한 속담**

가는 날이 생일.

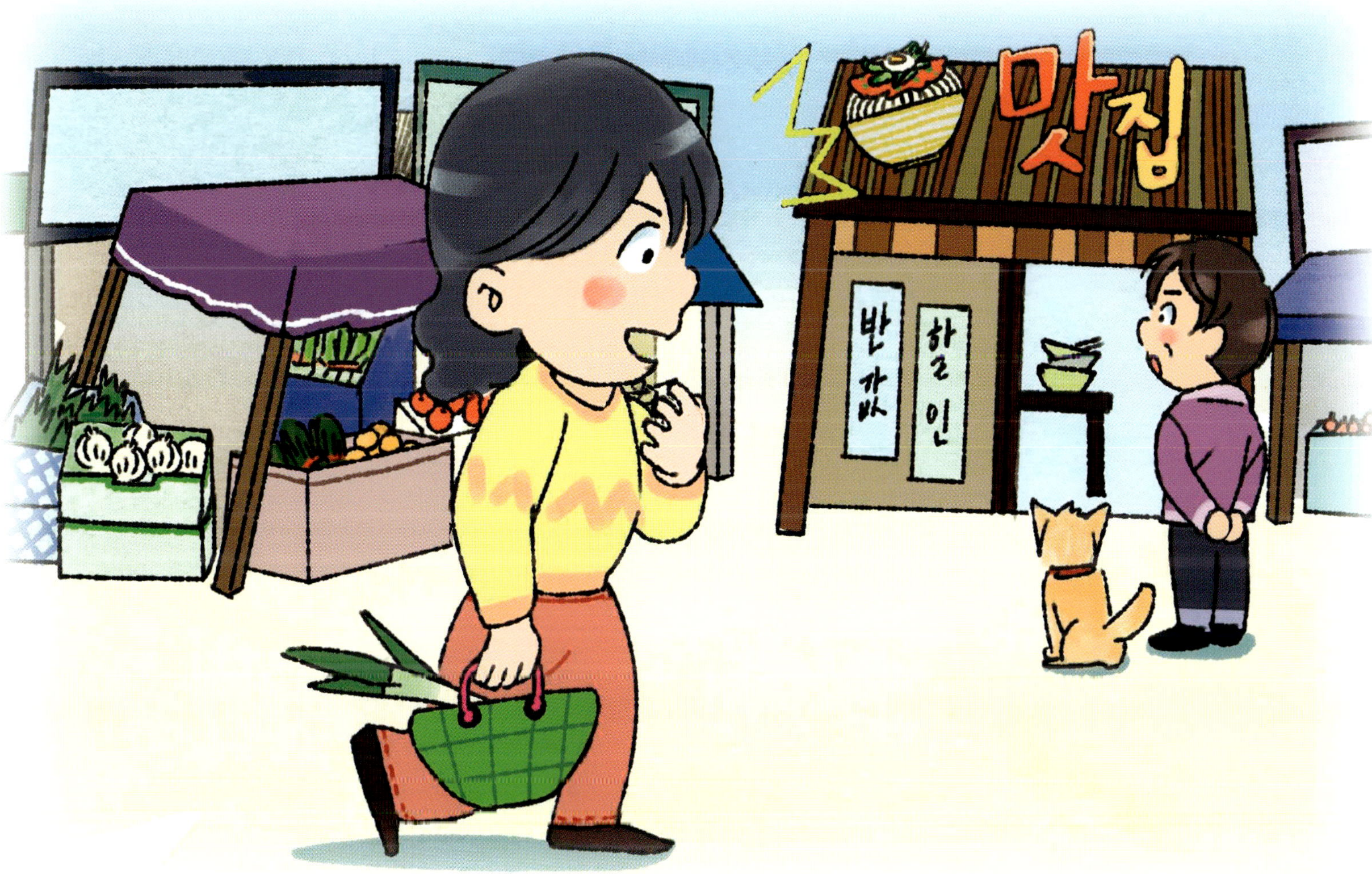

"모처럼 휴일이라 큰맘 먹고 찾아간 단골식당이 1주년 기념으로 반값할인 이벤트를 하네."

1

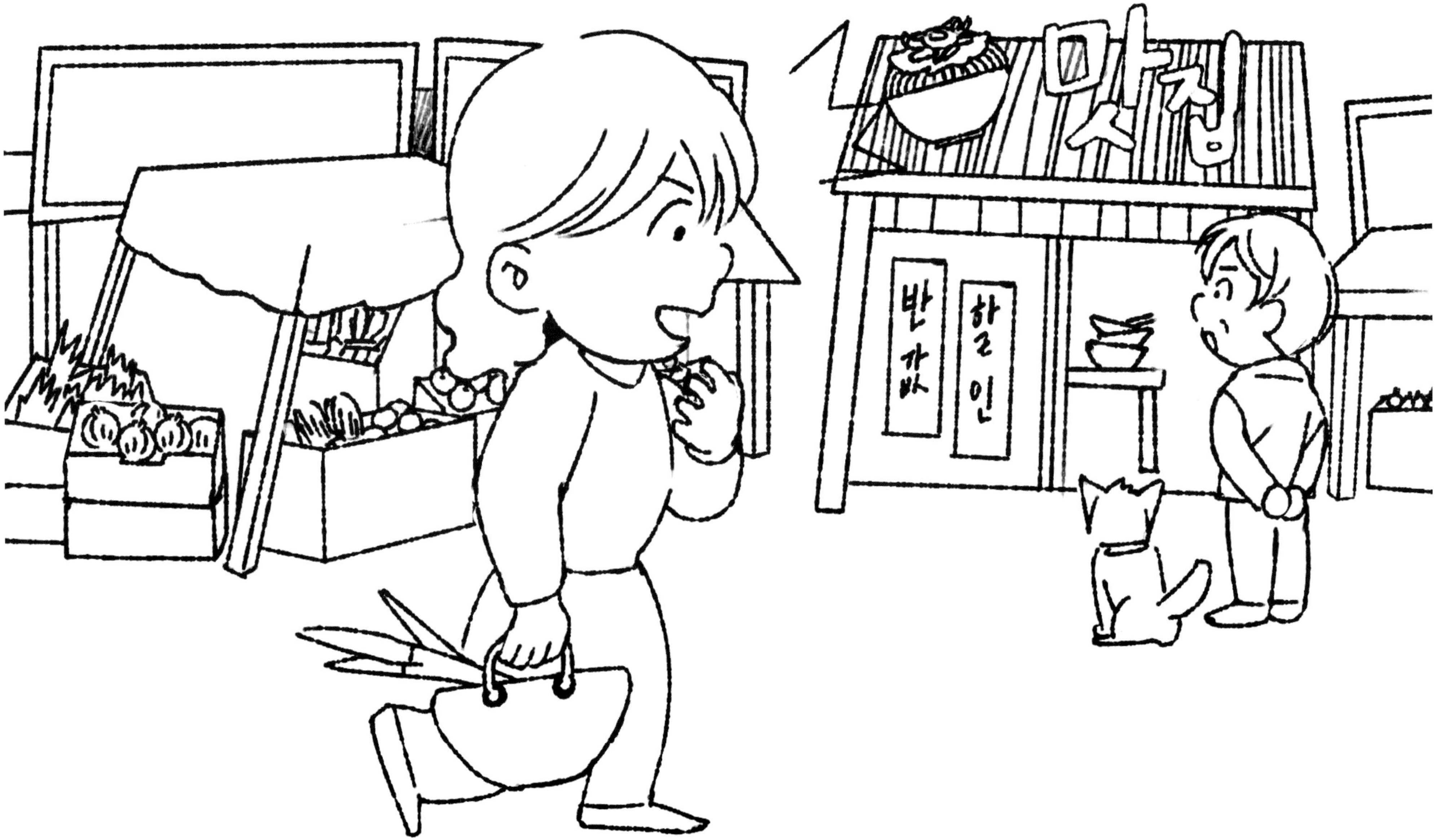

② 가재는 게 편

• 의미

모양이나 형편이 비슷하고 인연이 있는 것끼리 서로 잘 어울리고 감싸주기 쉽다는 말입니다.

• 비슷한 속담

솔개는 매 편.

초록은 동색이다.

늑대가 짖으니 개가 꼬리를 흔든다.

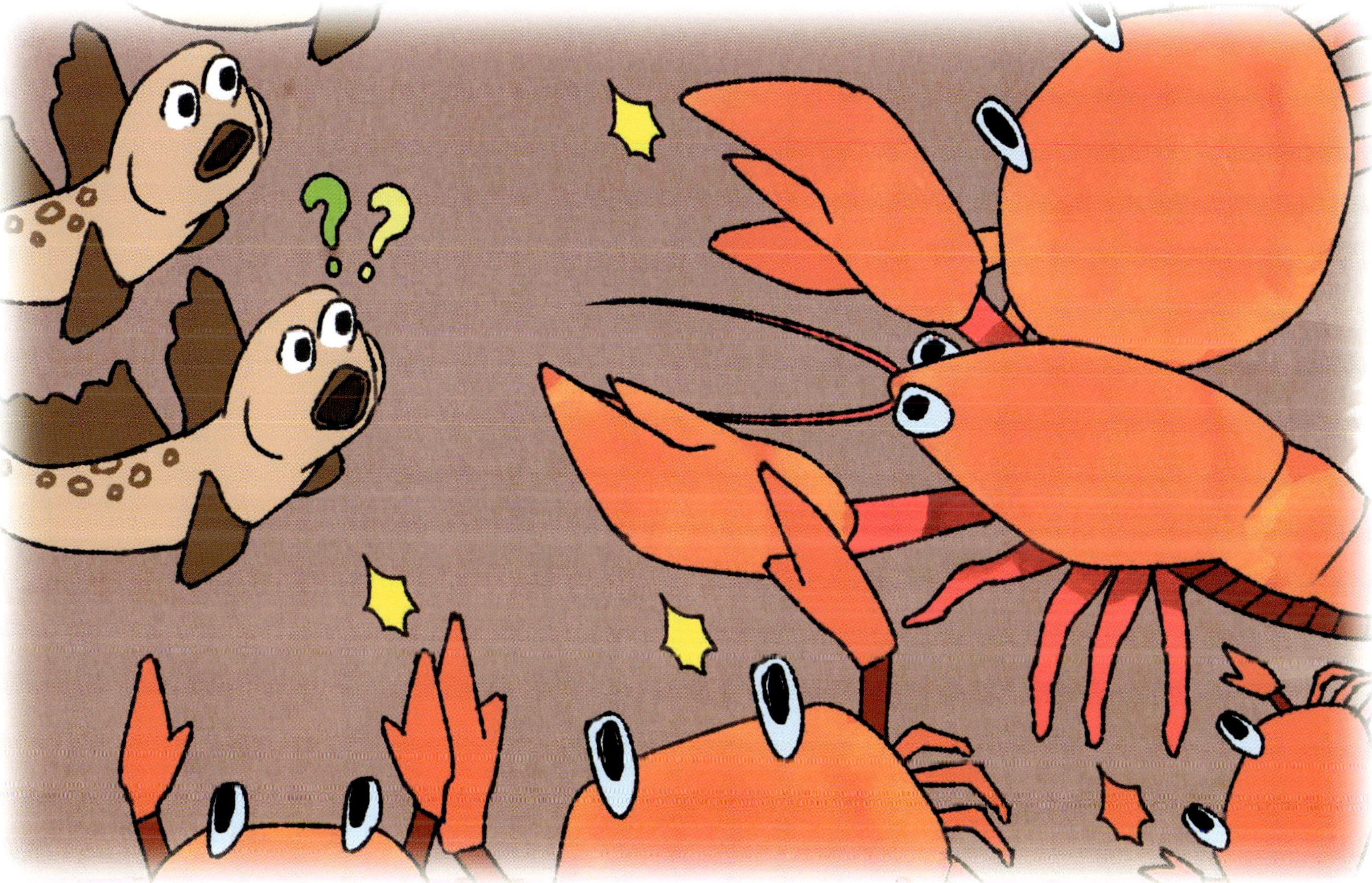

"집게발은 인으로 굽는디더니."

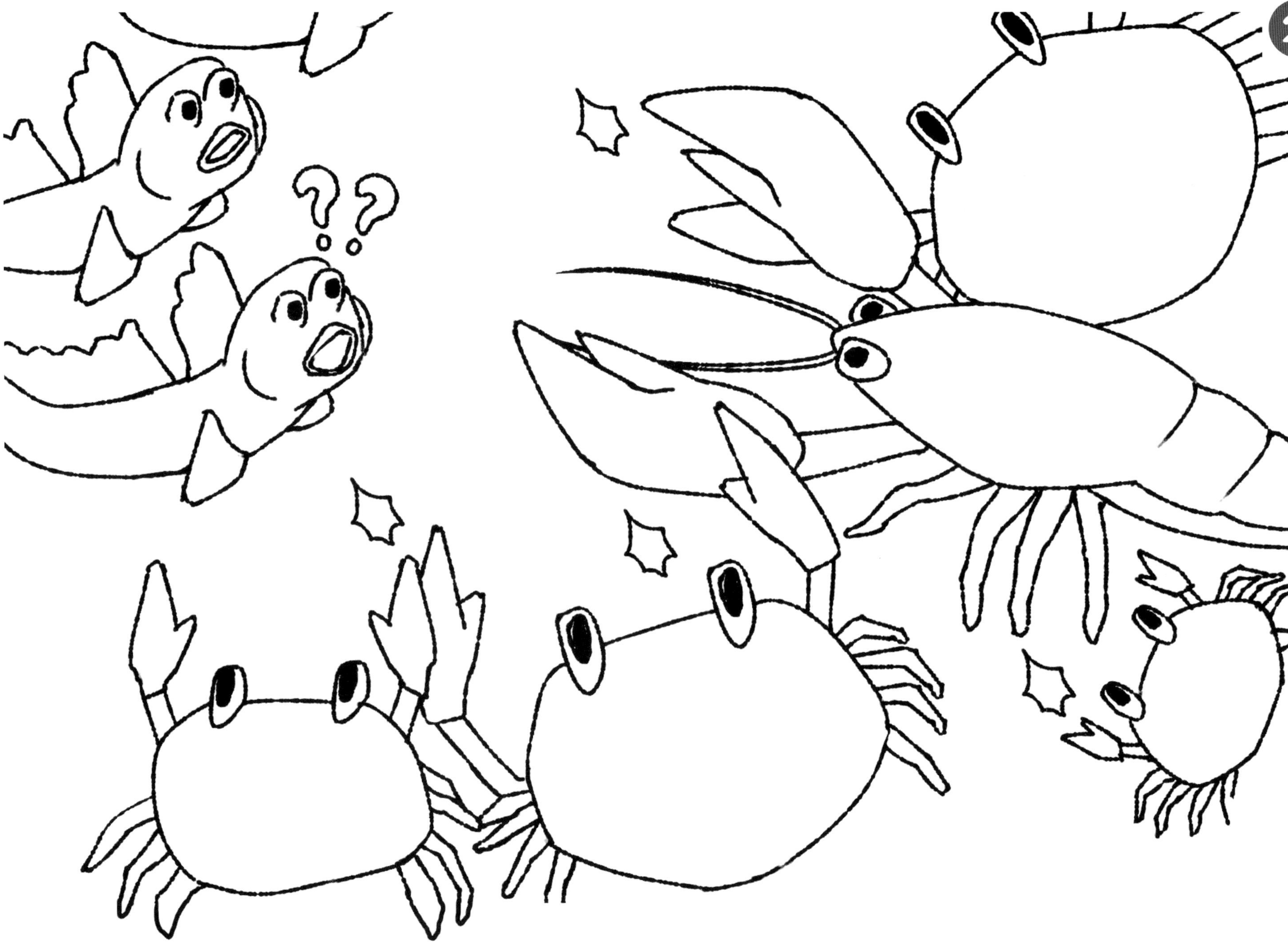

③ 간이 콩알만 해지다

• **의미**

간이 아주 작게 쪼그라들 정도로 몹시 놀라거나 무서울 때 쓰는 말입니다.

• **비슷한 속담**

간이 오그라들다.

• **반대 속담**

간이 부었다.
간이 배 밖으로 나왔다.

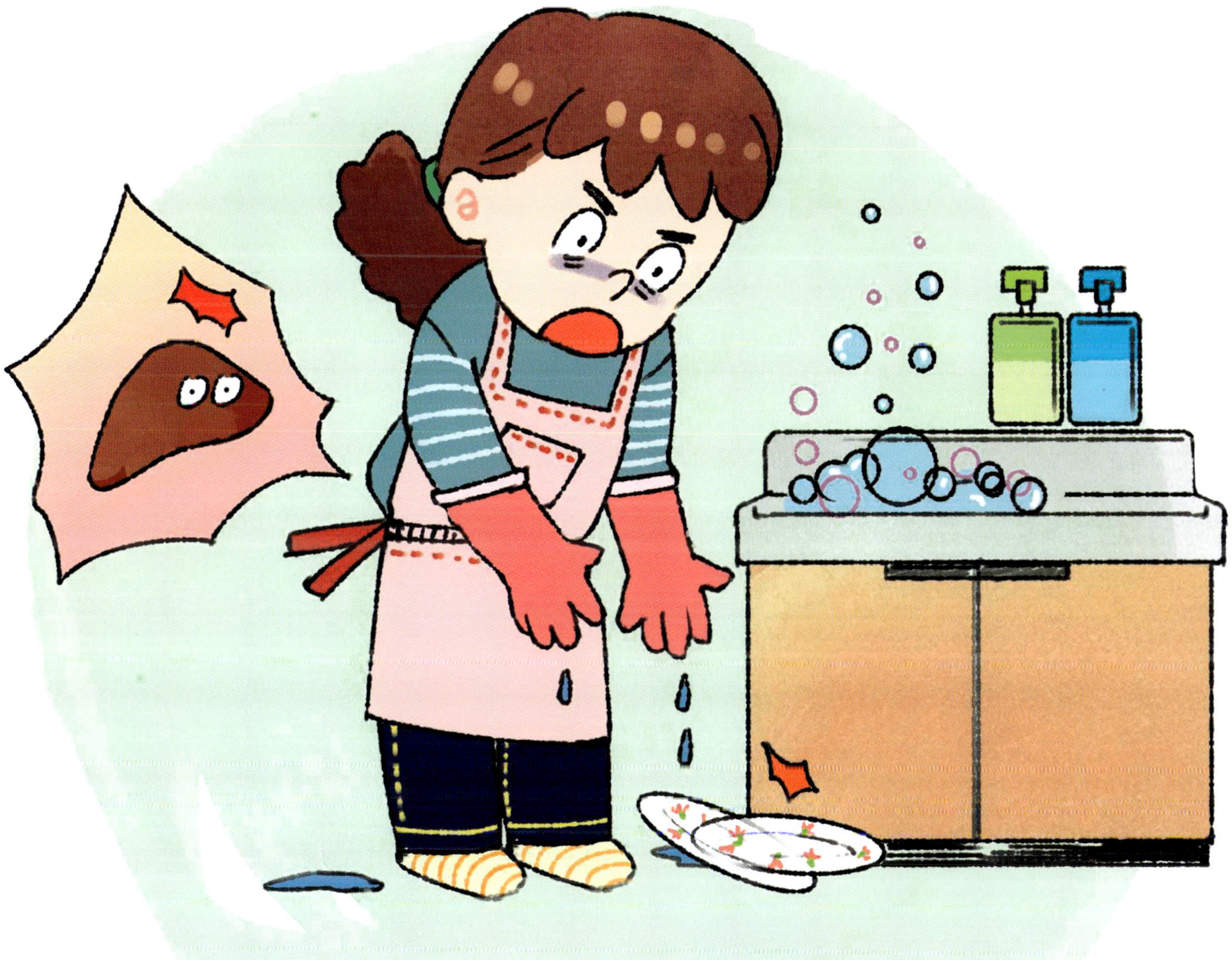

"설거지를 하다가 그릇이 떨어져 간이 콩알만 해질 정도로 너무 놀랐어."

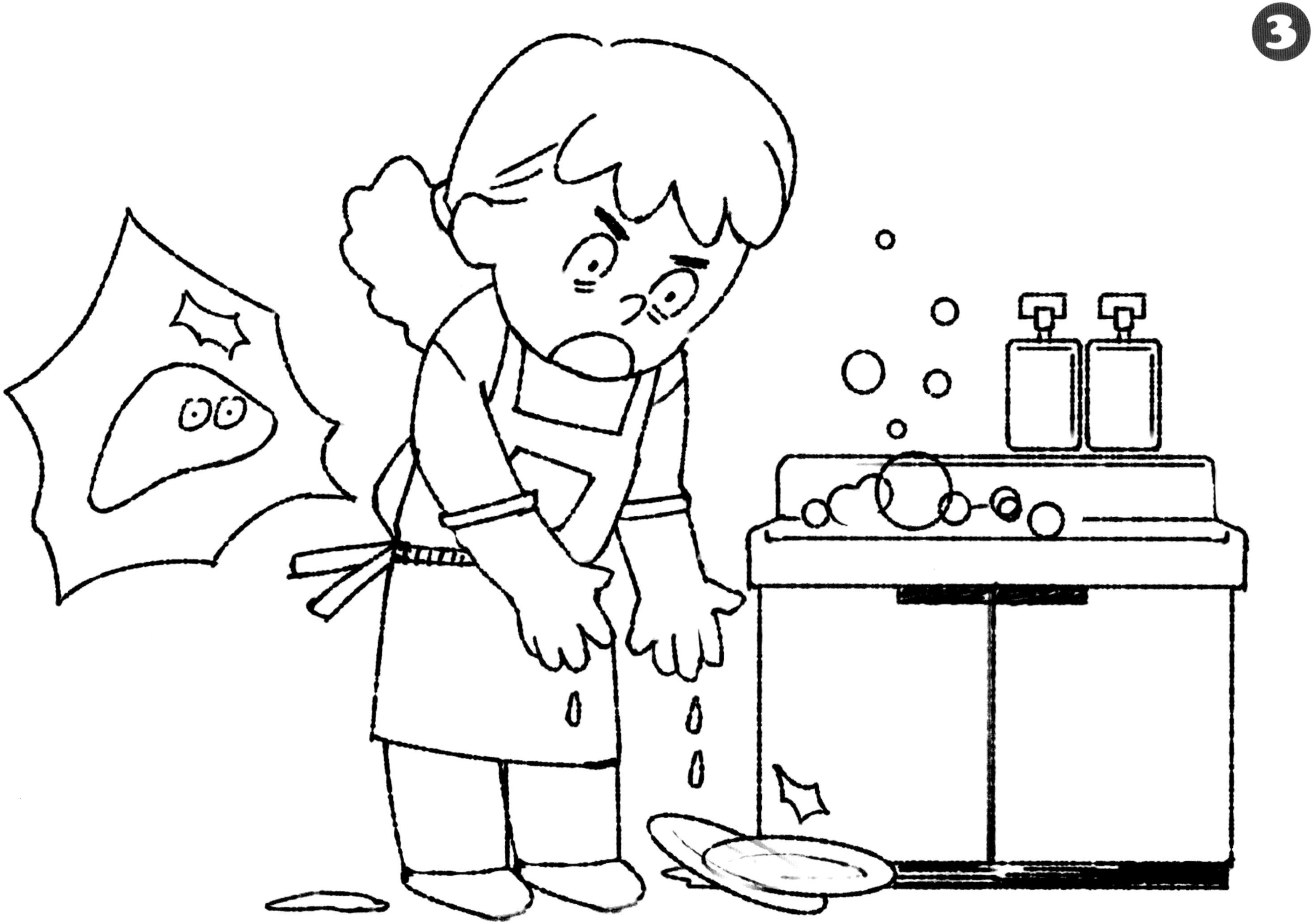

④ 갈수록 태산

• 의미

어떤 일을 해나갈수록 점점 더 힘들어진다는 말입니다.

• 비슷한 속담

산 넘어 산이다.

가난한 집에 자식 많다.

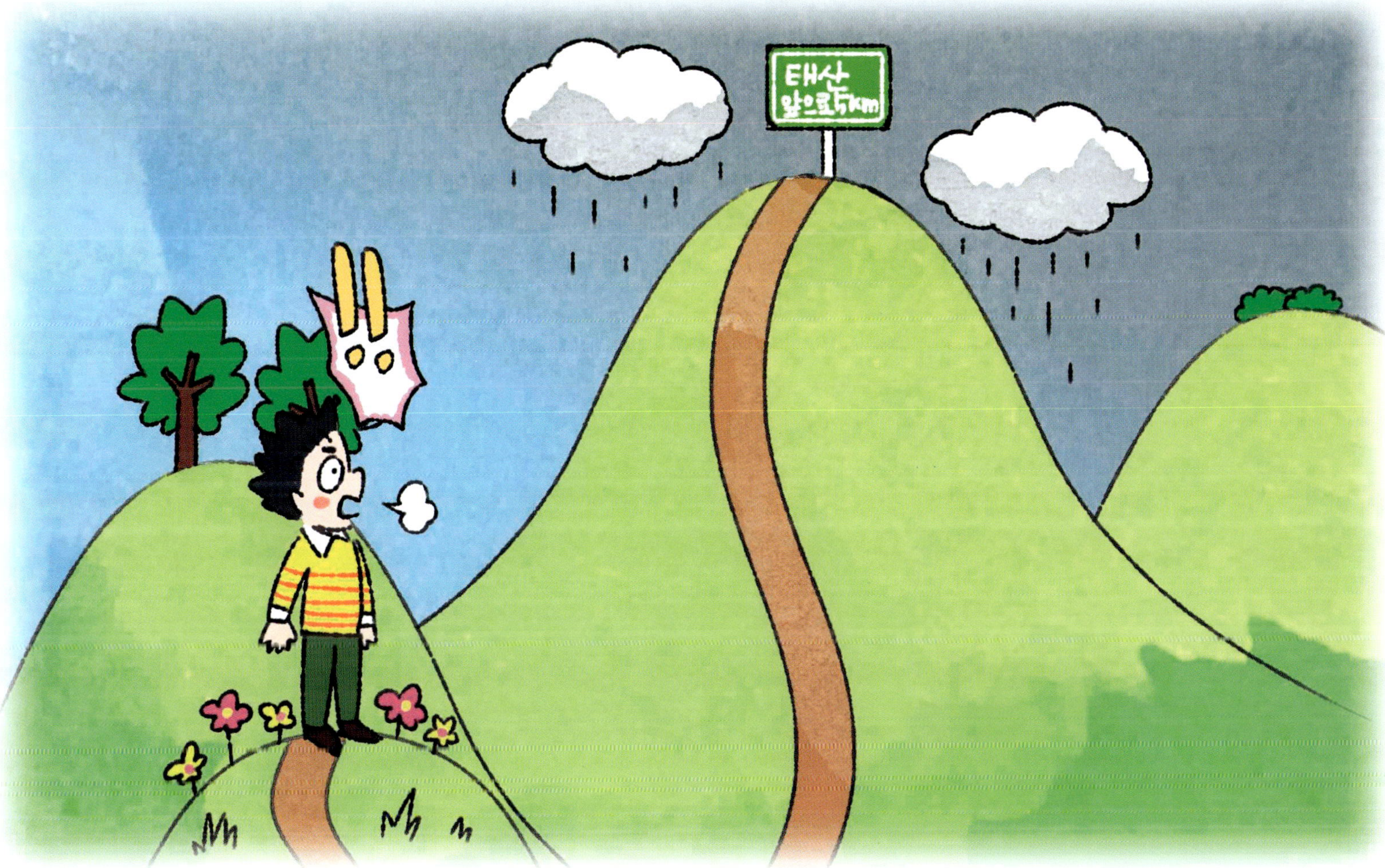

"한 고비 넘기면 괜찮을 줄 알았는데 더 큰 고비가 기다리고 있구나!"

4

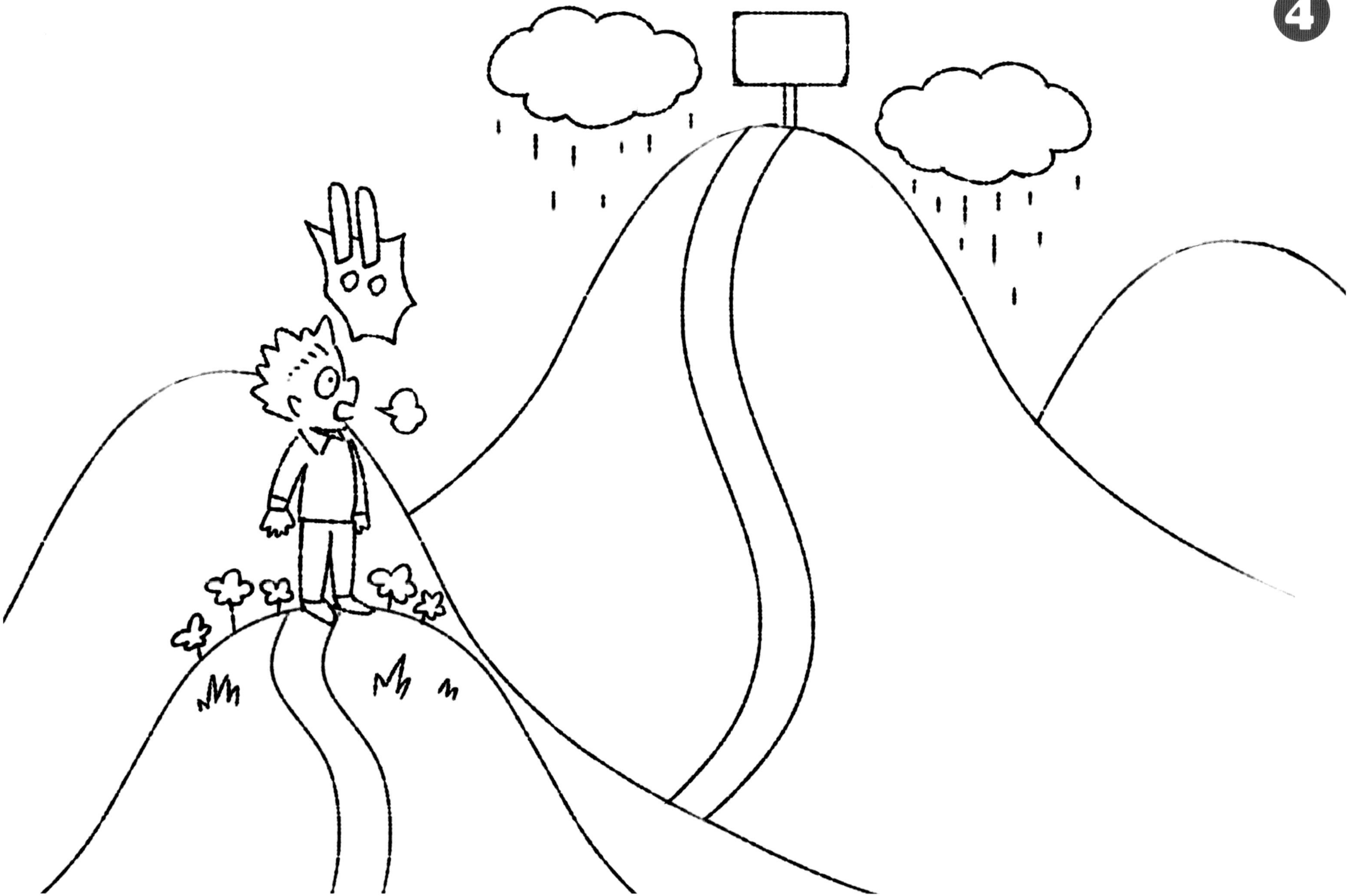

5 싼 게 비지떡

• **의미**

값이 싼 물건치고
품질 좋은 것은 없다는
말입니다.

• **비슷한 속담**

값싼 비지떡

• **반대 속담**

값싼 갈치자반(맛만 좋다)

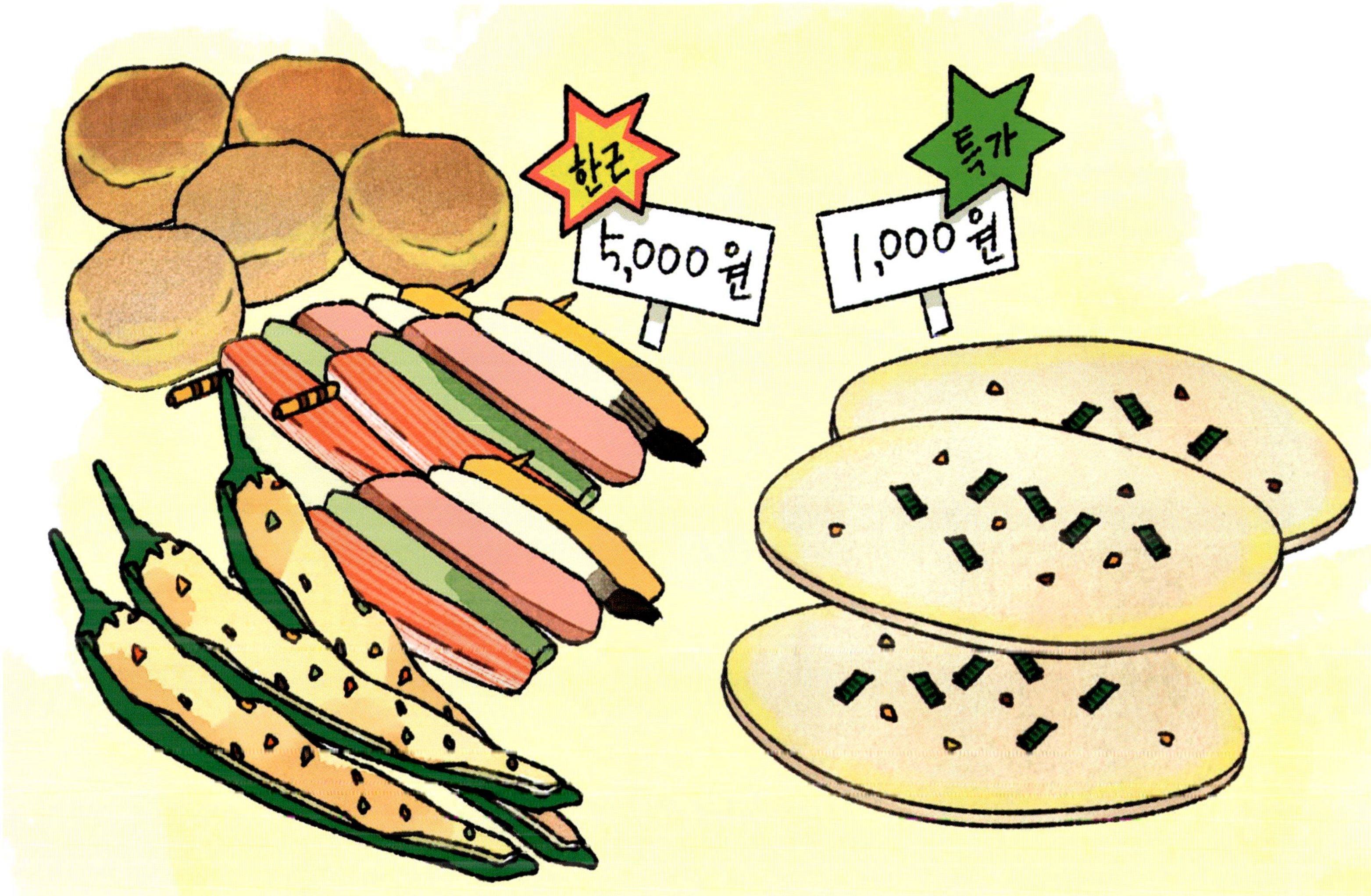

"가격이 저렴해서 냉큼 샀는데, 정작 맛을 보니 맛도 없고 크기도 작더라."

5

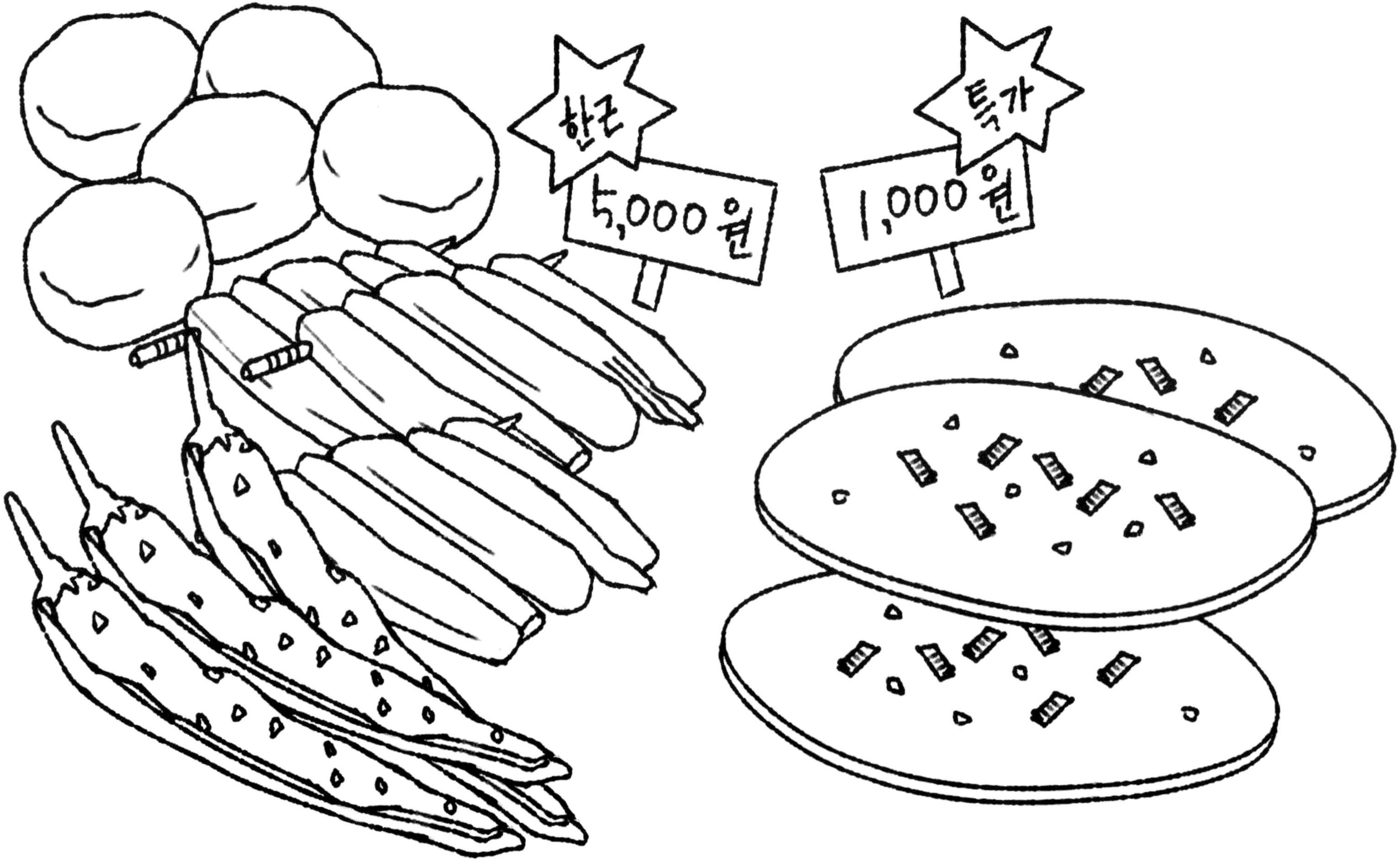

6 구더기 무서워 장 못 담그랴

• 의미

어떠한 일을 해야 할 때,
작은 방해가 있더라도
마땅히 할 일은
해야 한다는 말입니다.

• 비슷한 속담

장마가 무서워
호박을 못 심겠다.

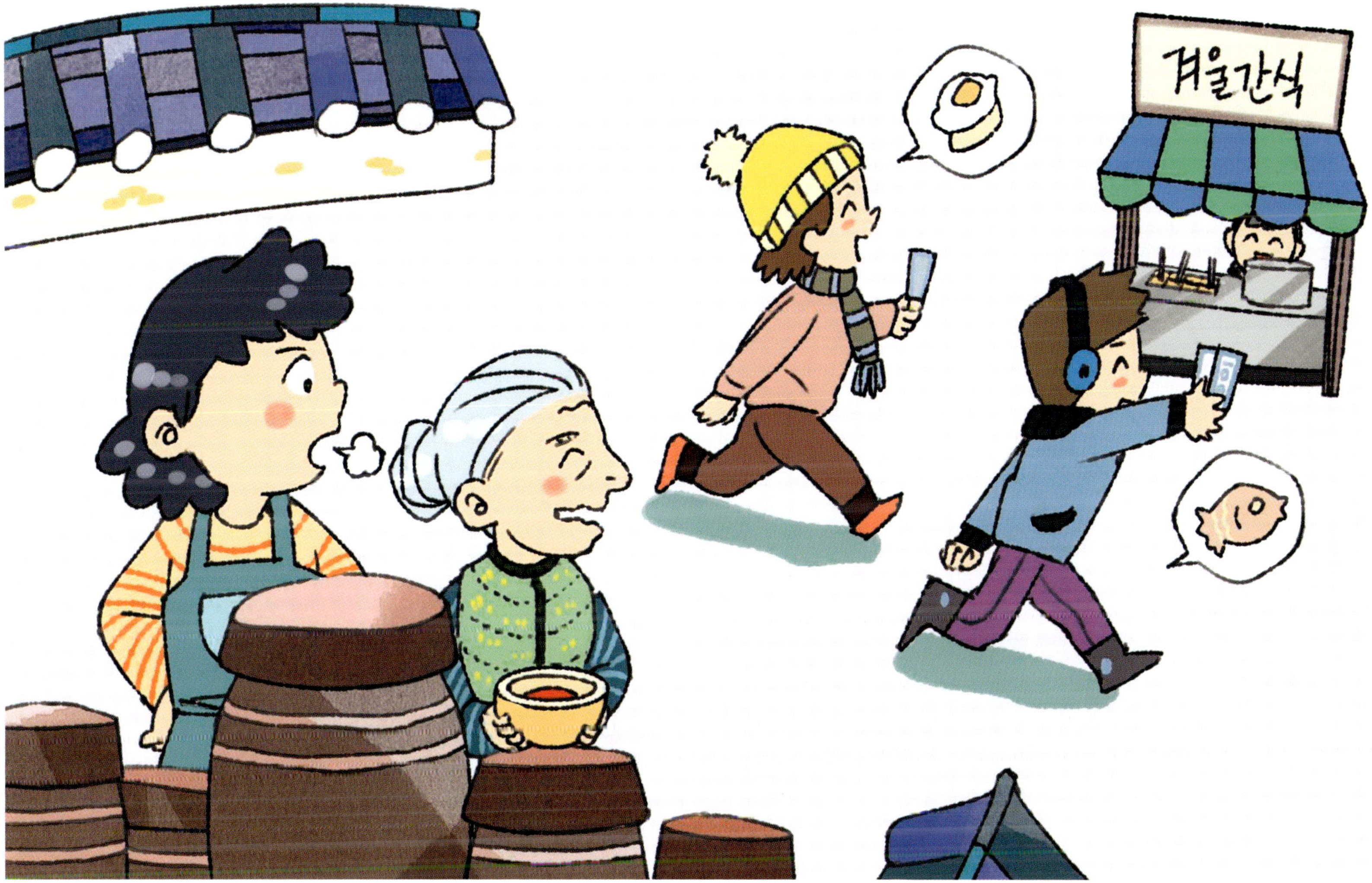

"날도 추운데 굳이 나가서 붕어빵을 사먹어야겠니? 감기 걸리게."

6

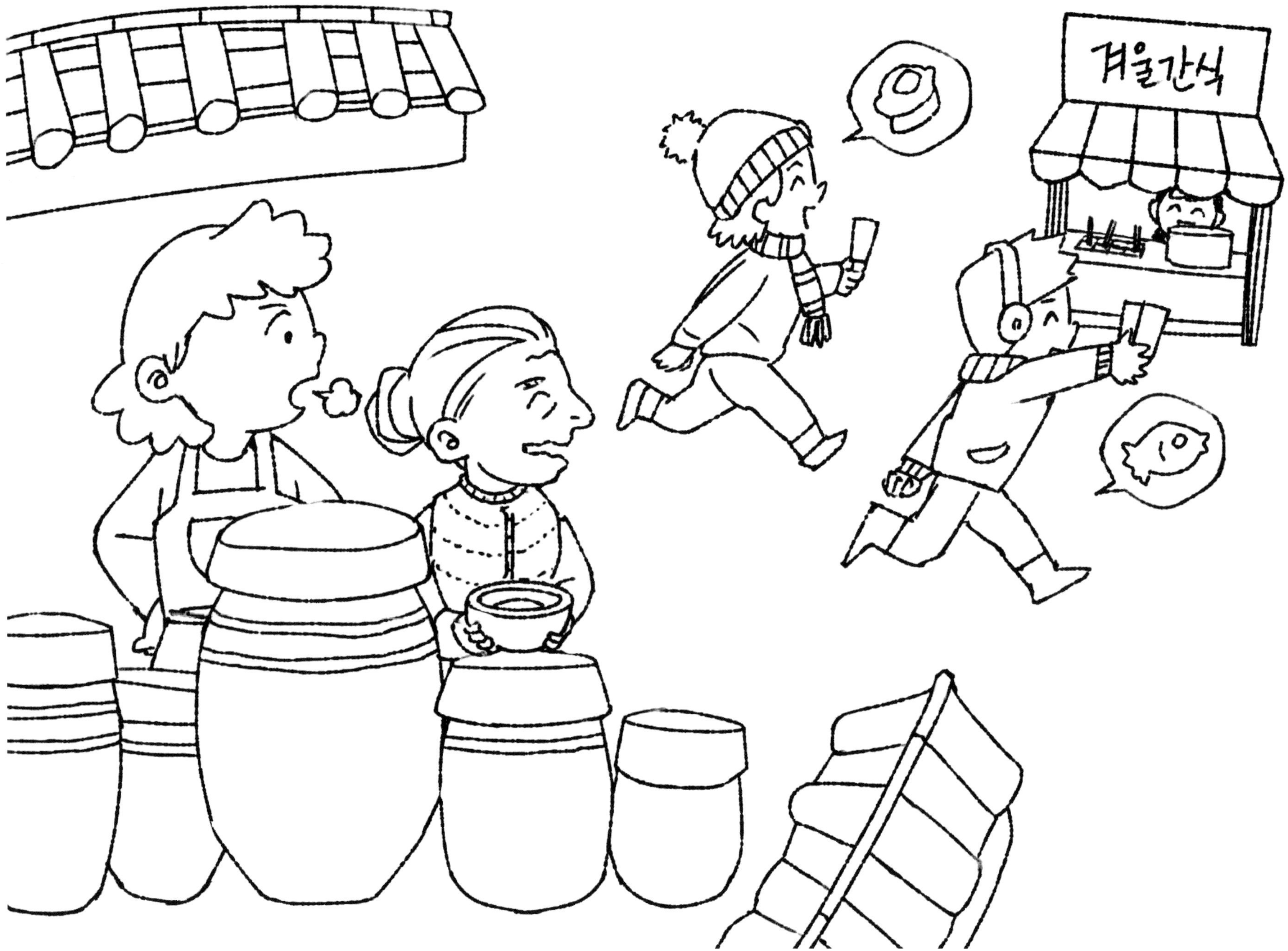

❼ 개구리 올챙이 적 생각을 못 한다

• **의미**

형편이 전보다
나아졌다고 하여
지난날의 어려웠던 때를
생각하지 않고
처음부터 잘난 듯이
뽐낸다는 말입니다.

• **비슷한 속담**

거지가 밥술이나 먹게 되면
거지 밥 한 술 안 준다.

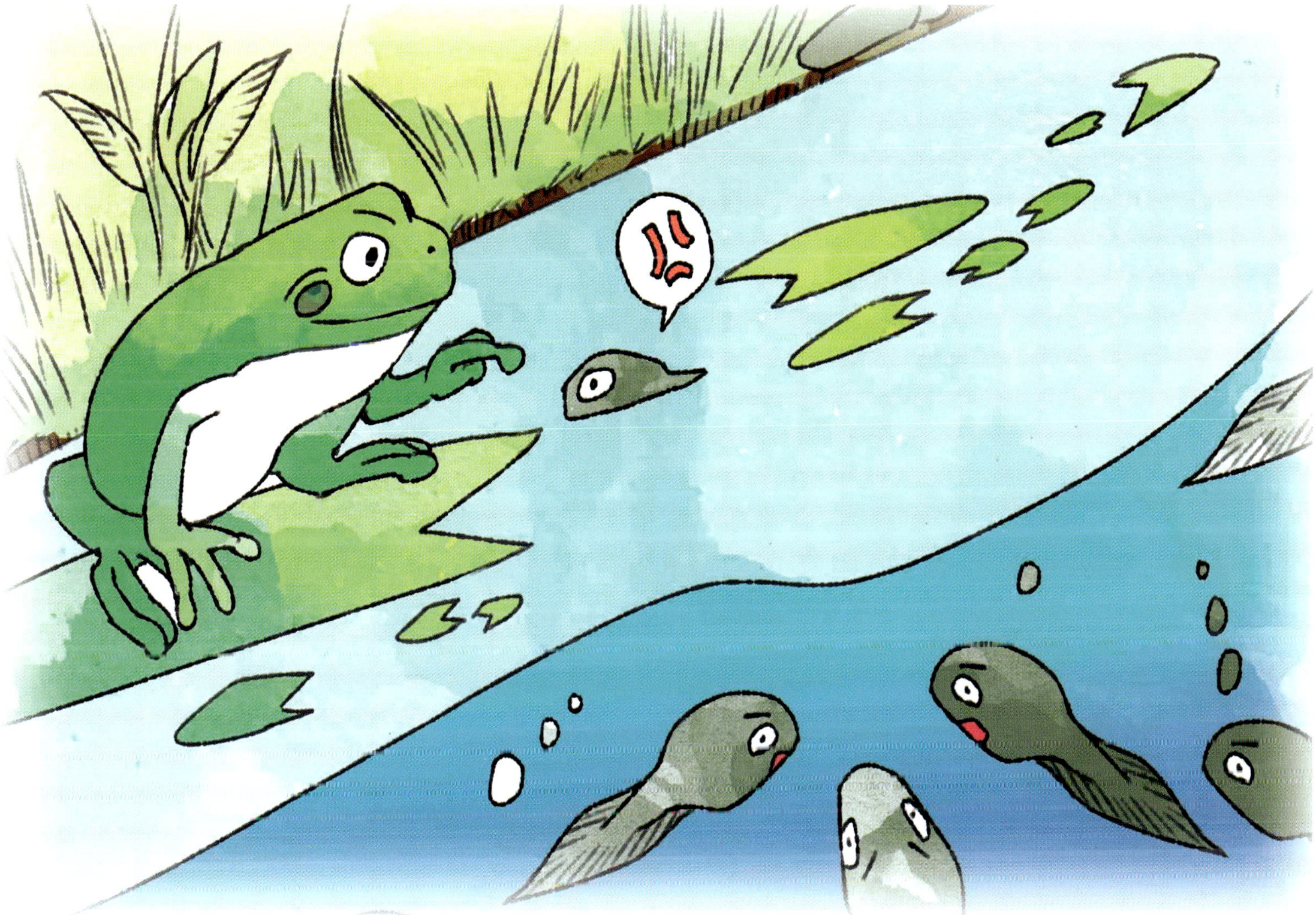

"자기보다 헤엄도 못 치고, 폴짝 뛰기도 못한다고 놀리더라."

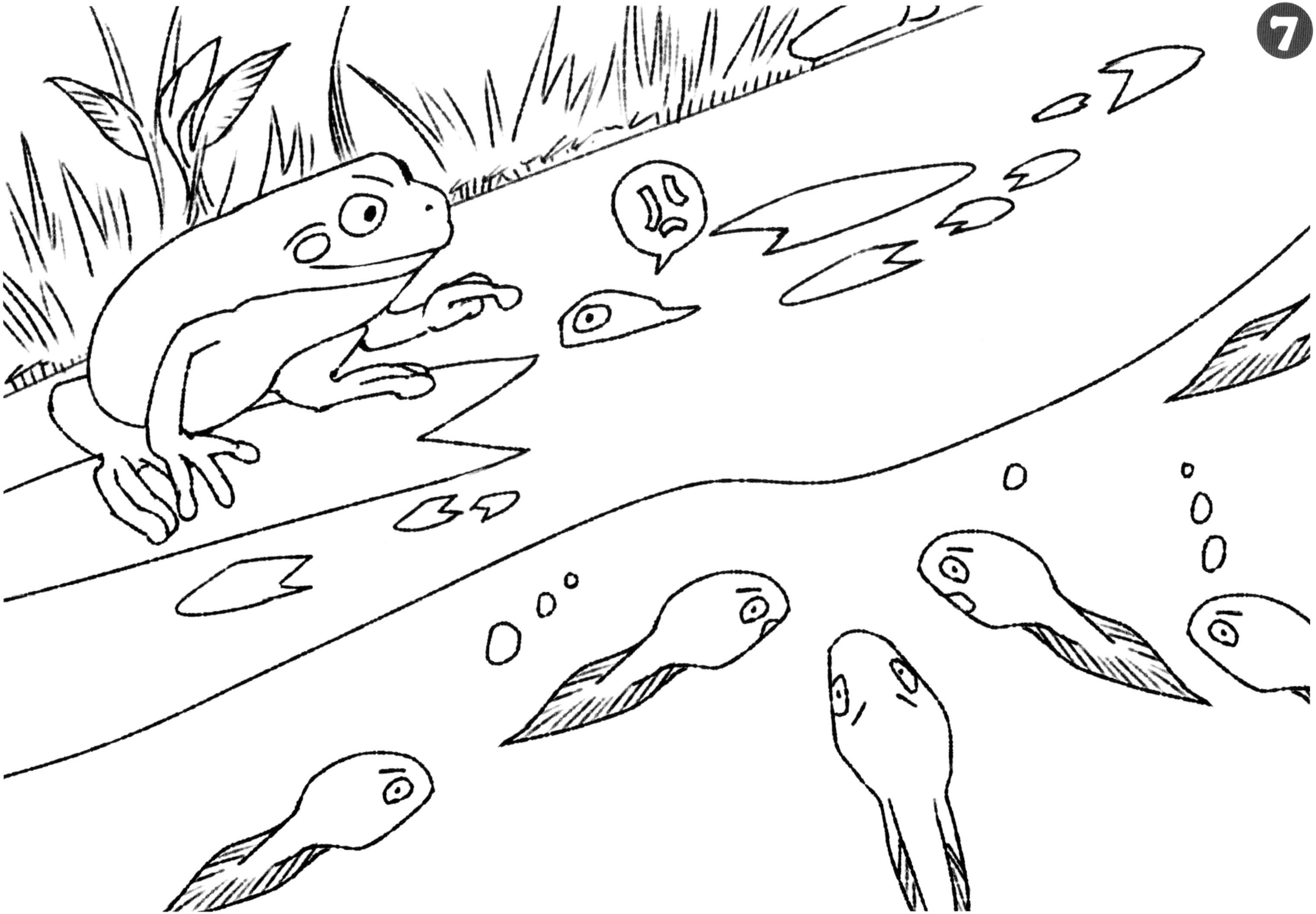

8 개천에서 용 난다

• **의미**

시원찮은 환경이나
변변찮은 부모에게서
훌륭한 인물이 나왔다는
말입니다.

• **비슷한 속담**

개똥밭에 인물난다.
삵이 호랑이 낳는다.

• **반대 속담**

감씨에서 고욤나무 난다.

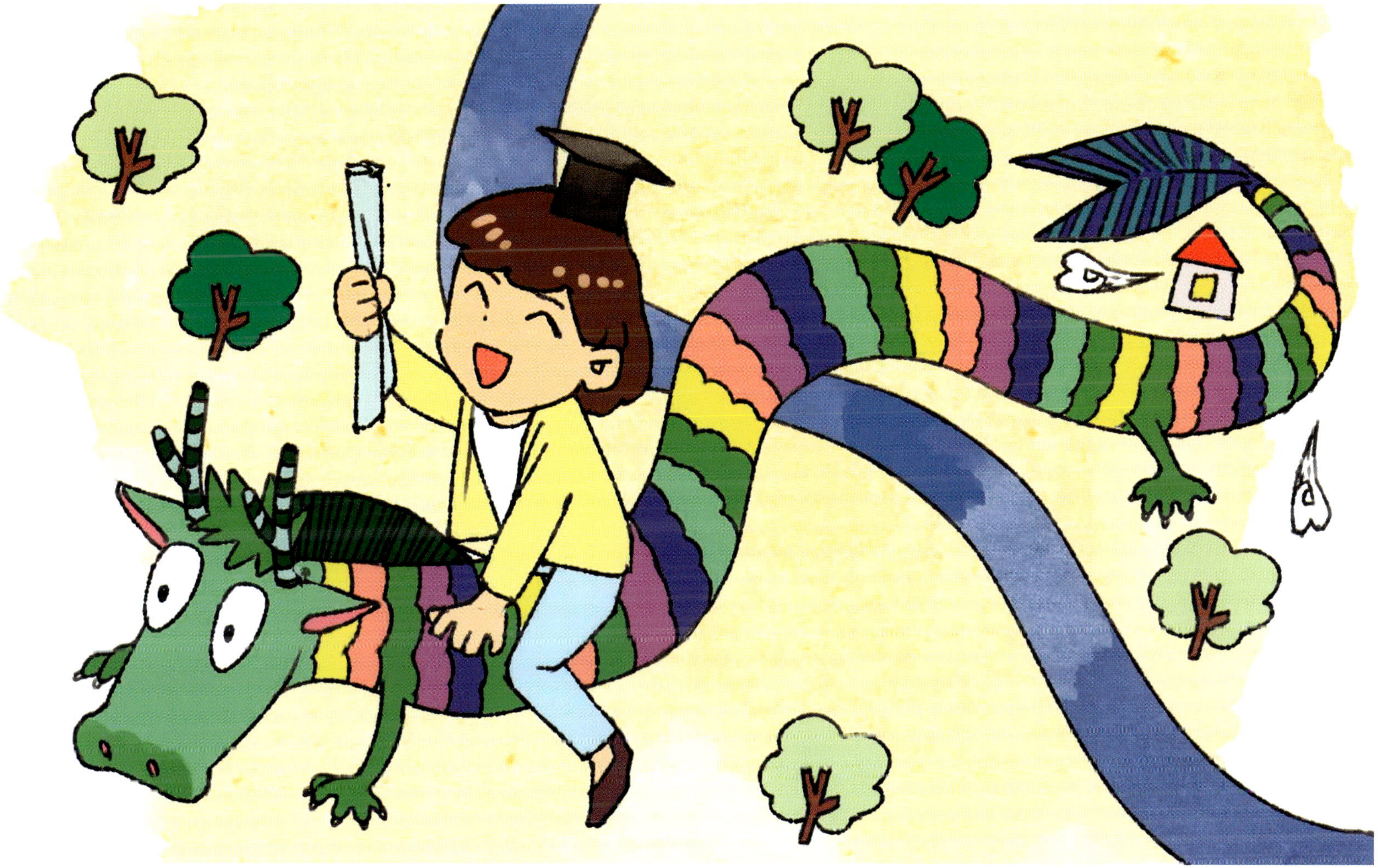

"아무런 지원 없이 공부하여 좋은 학교에 합격했다더라!"

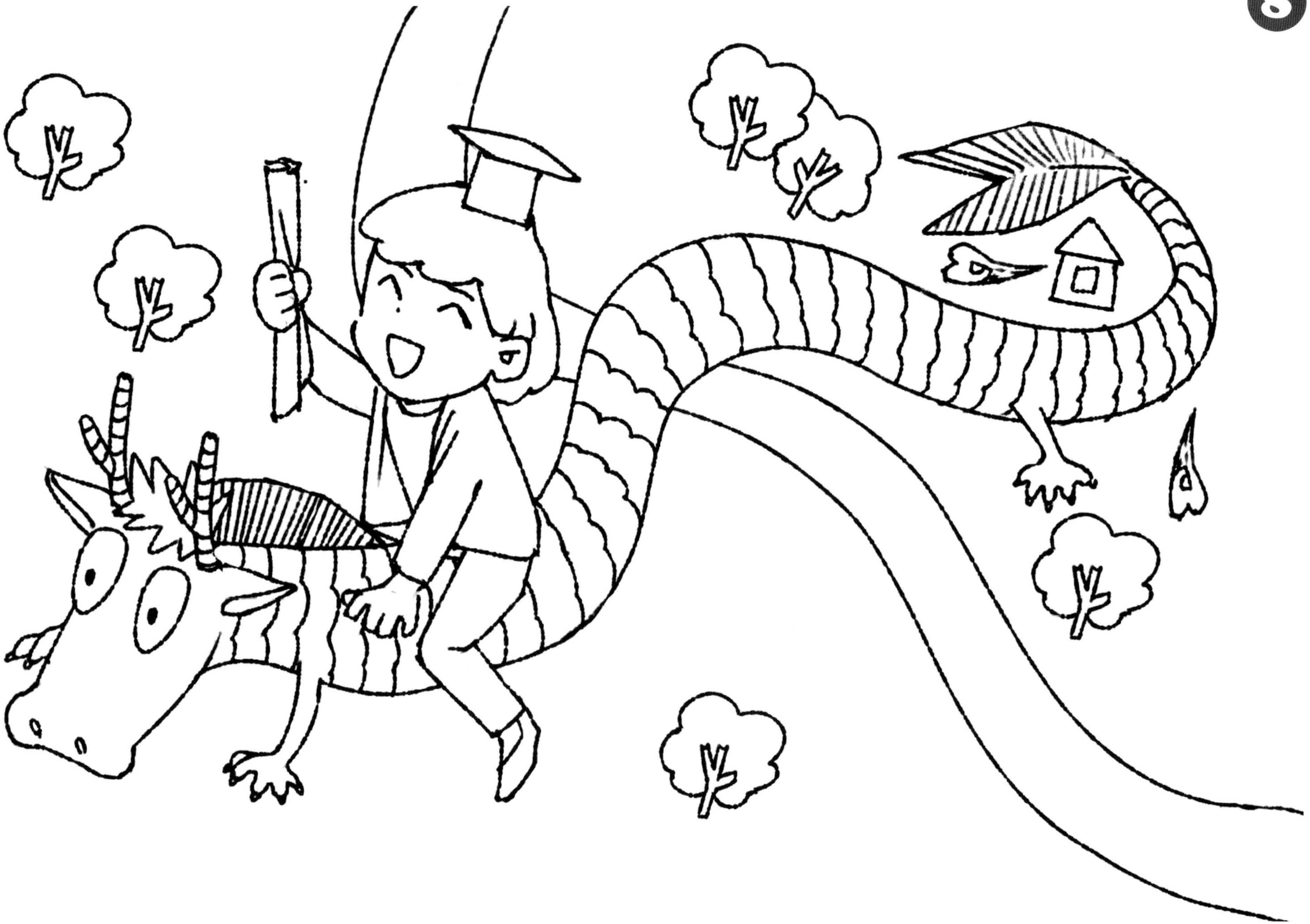

9 고래 싸움에 새우 등 터진다

• 의미

고래처럼 힘이 센
사람들 때문에
공연히 상관없는 사람이
피해를 보는 경우를
말합니다.

• 비슷한 속담

두꺼비 싸움에
파리 치인다.

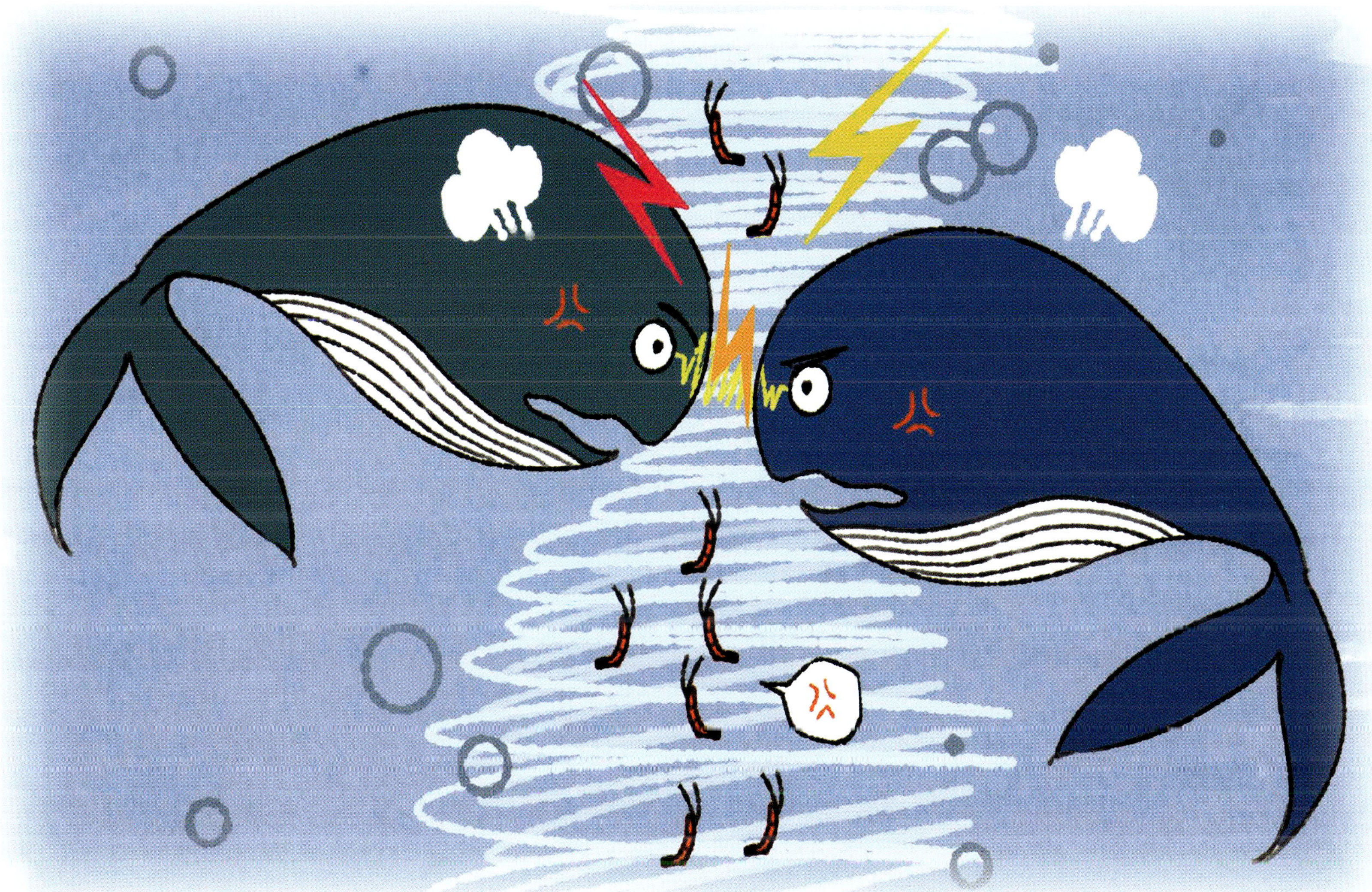

"새우는 그저 근처를 지나가던 길이었는데 물보라에 휩쓸리네!"

9

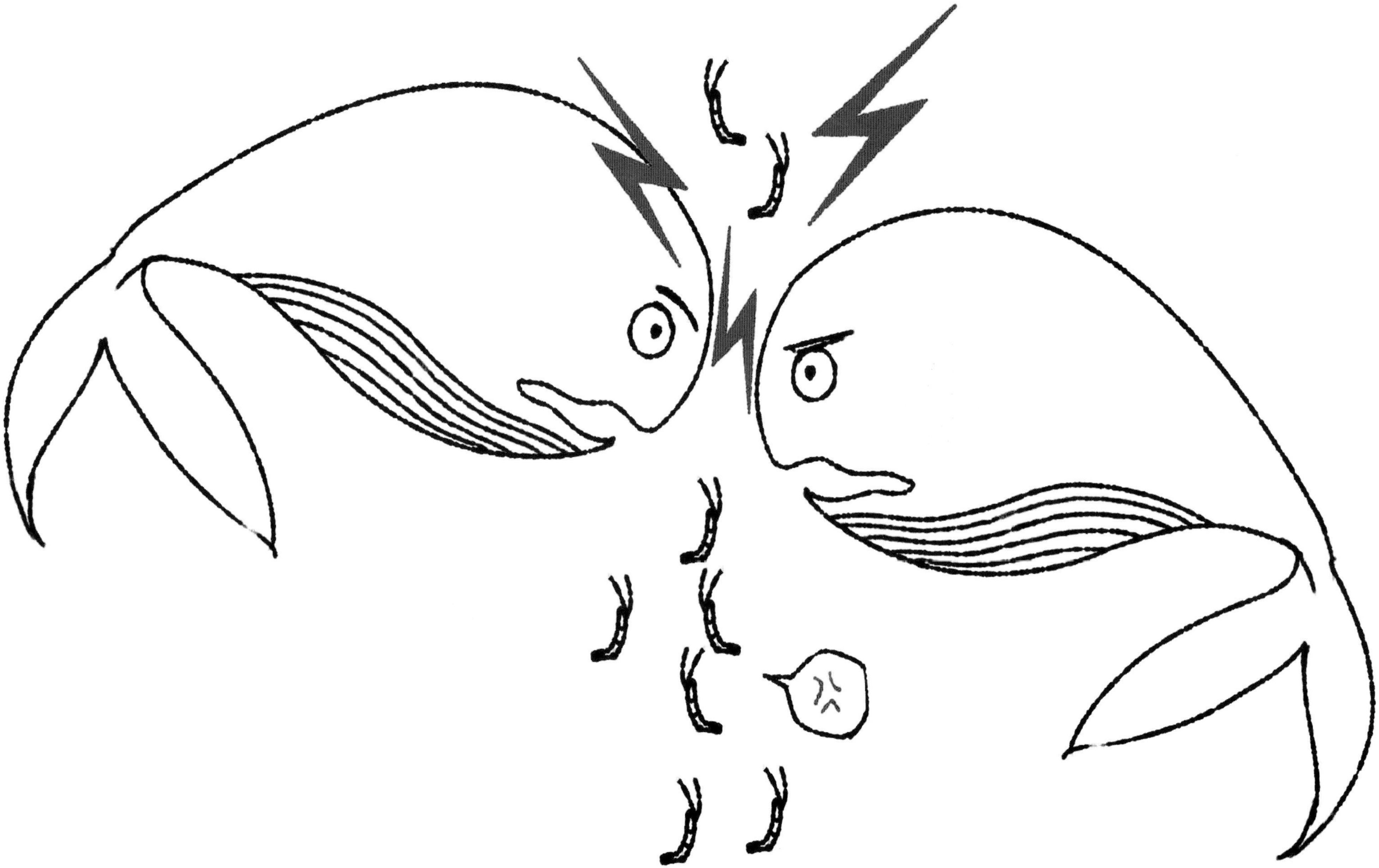

⑩ 고양이 목에 방울 달기

• 의미

실행하기 어려운 일을
공연히 의논한다는
말입니다.

• 단어관련 속담

고양이한테 생선을 맡긴다.

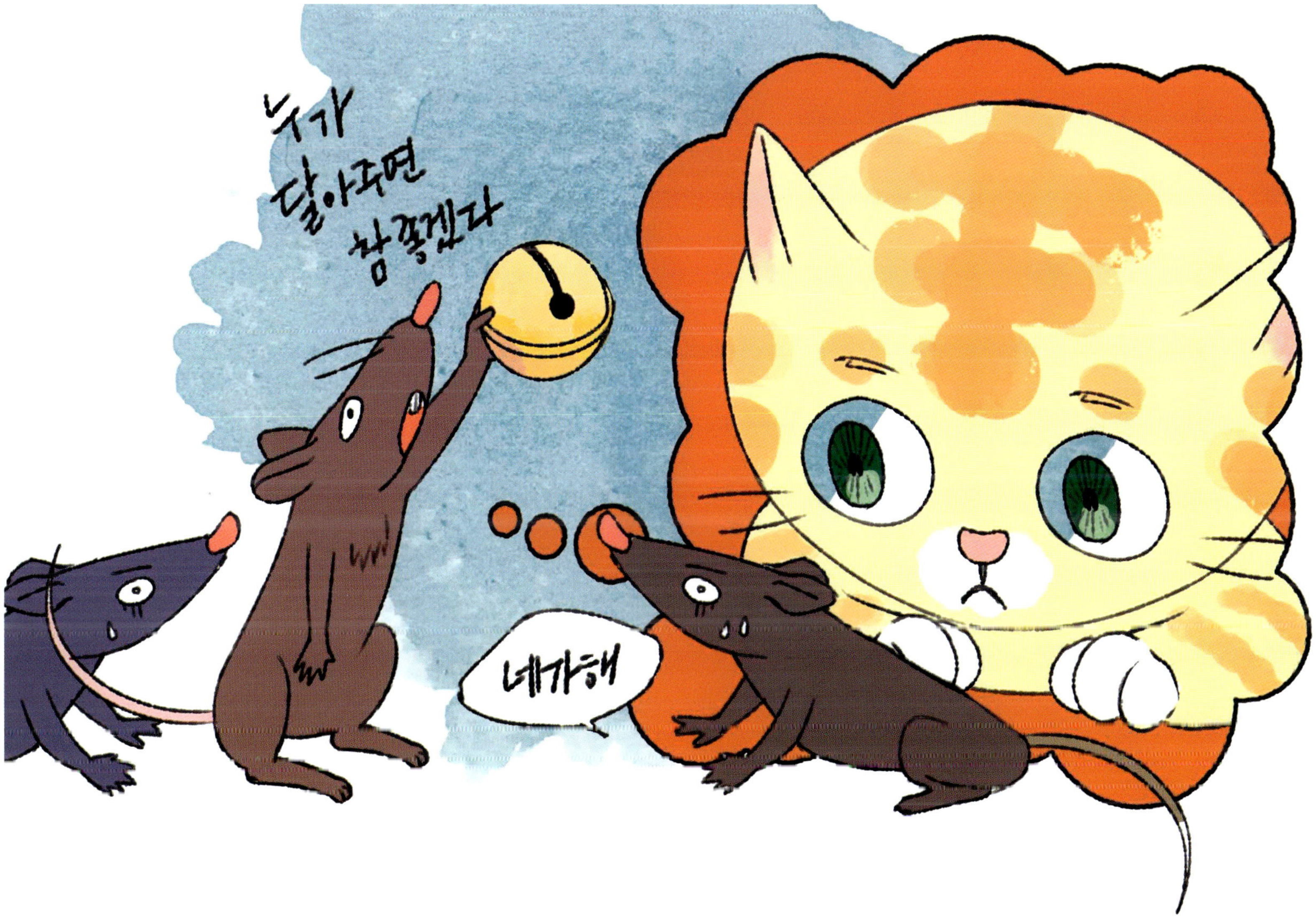

"우리를 잡아먹으려는 고양이 목에 방울을 달자."

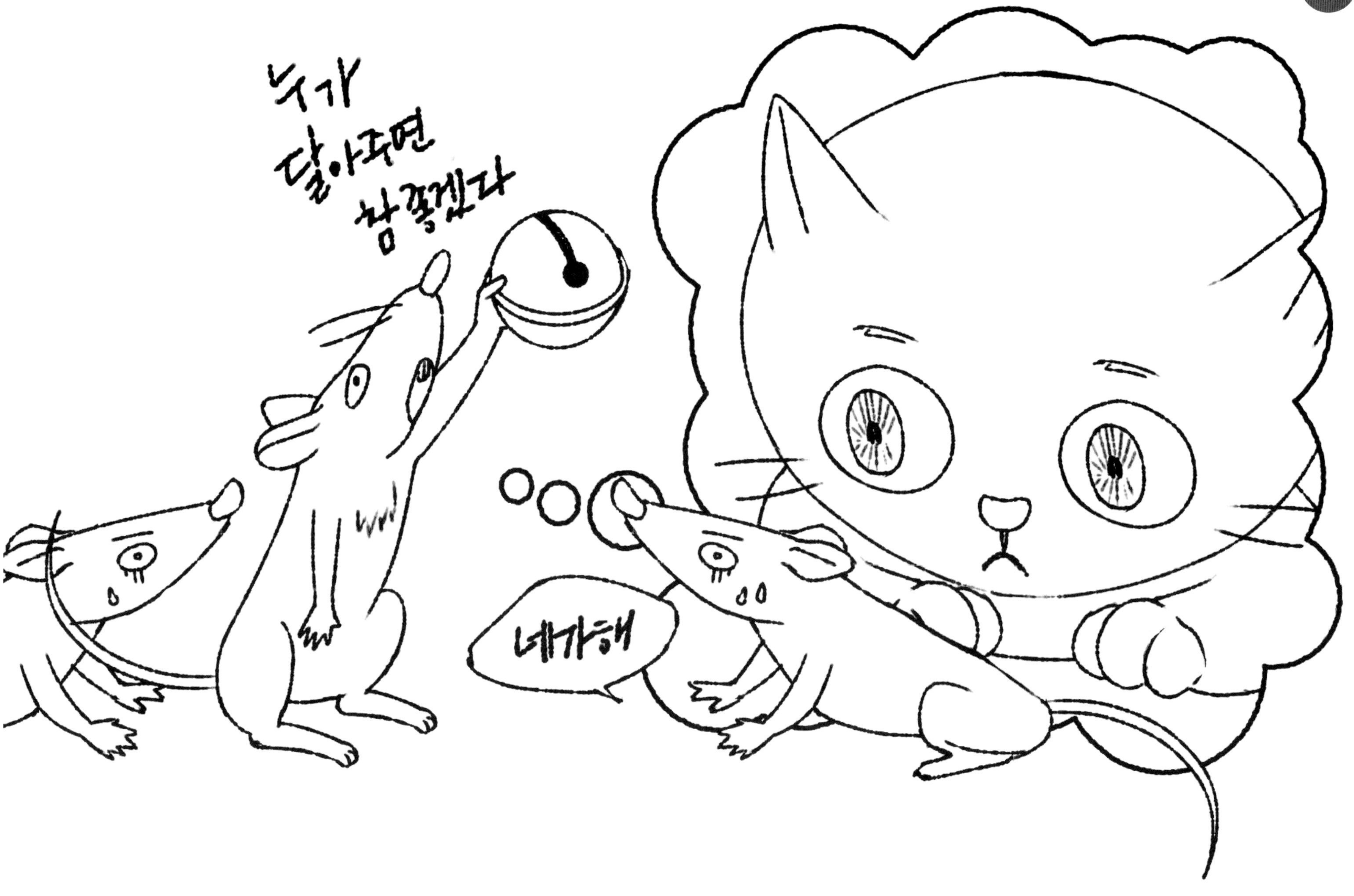
누가
달아주면
참 좋겠다
네가 해

11 금강산도 식후경

• 의미

아무리 재미있는 일이라도
배가 불러야 흥이 나지
배가 고파서는
아무 일도 할 수 없다는
말입니다.

• 단어관련 속담

수염이 석자라도
먹어야 양반.

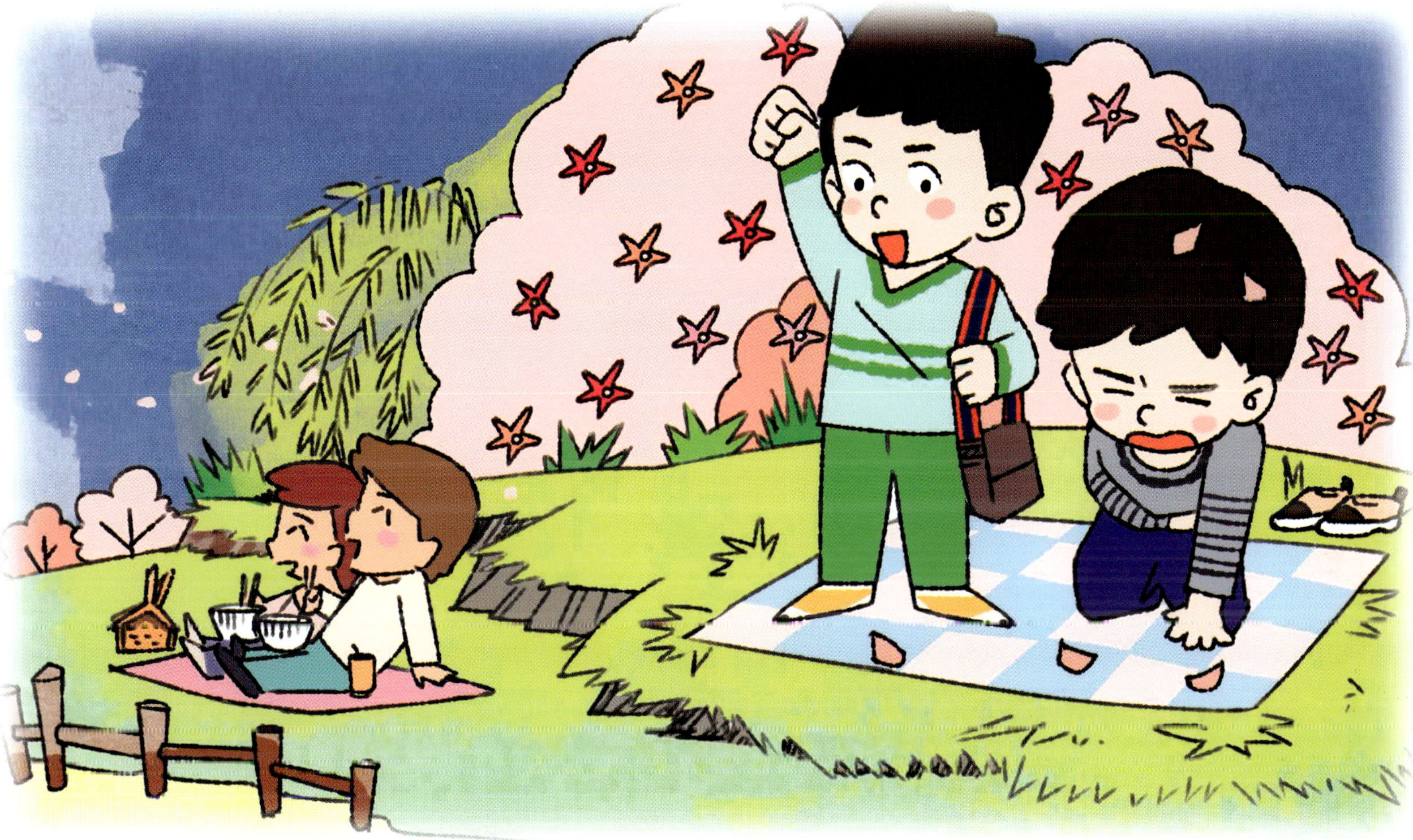

"경치가 참 좋지?" "배가 고파서 눈에 보이는 것이 없어."

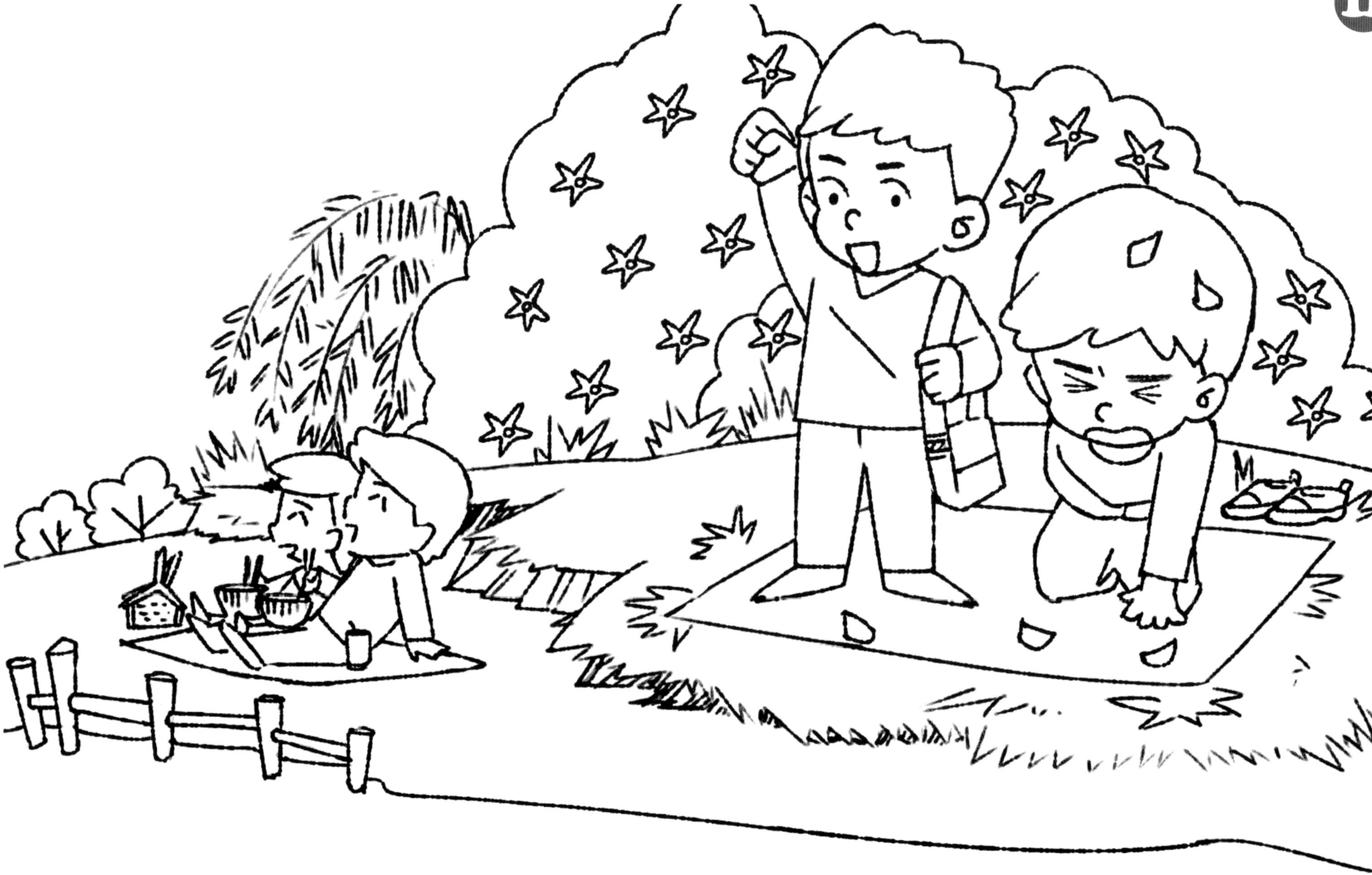

12 뛰는 놈 위에 나는 놈 있다

• 의미

아무리 재주가 뛰어나다 하더라도 그보다 더 뛰어난 사람이 있다는 뜻으로, 스스로 뽐내지 말고 겸손해지라는 말입니다.

• 비슷한 속담

범 잡아먹는 담비가 있다.

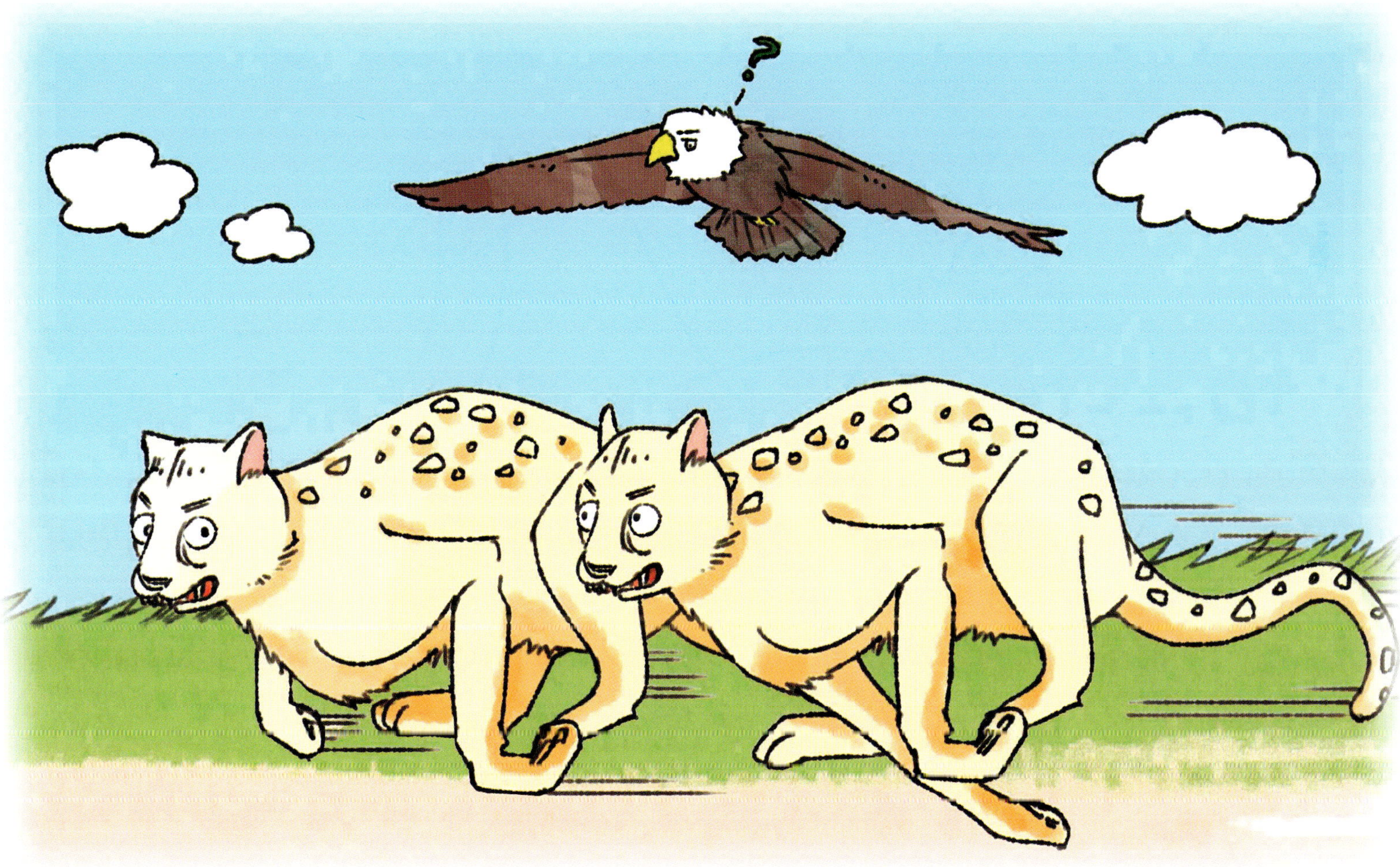

"내가 너보다 더 빨라!"

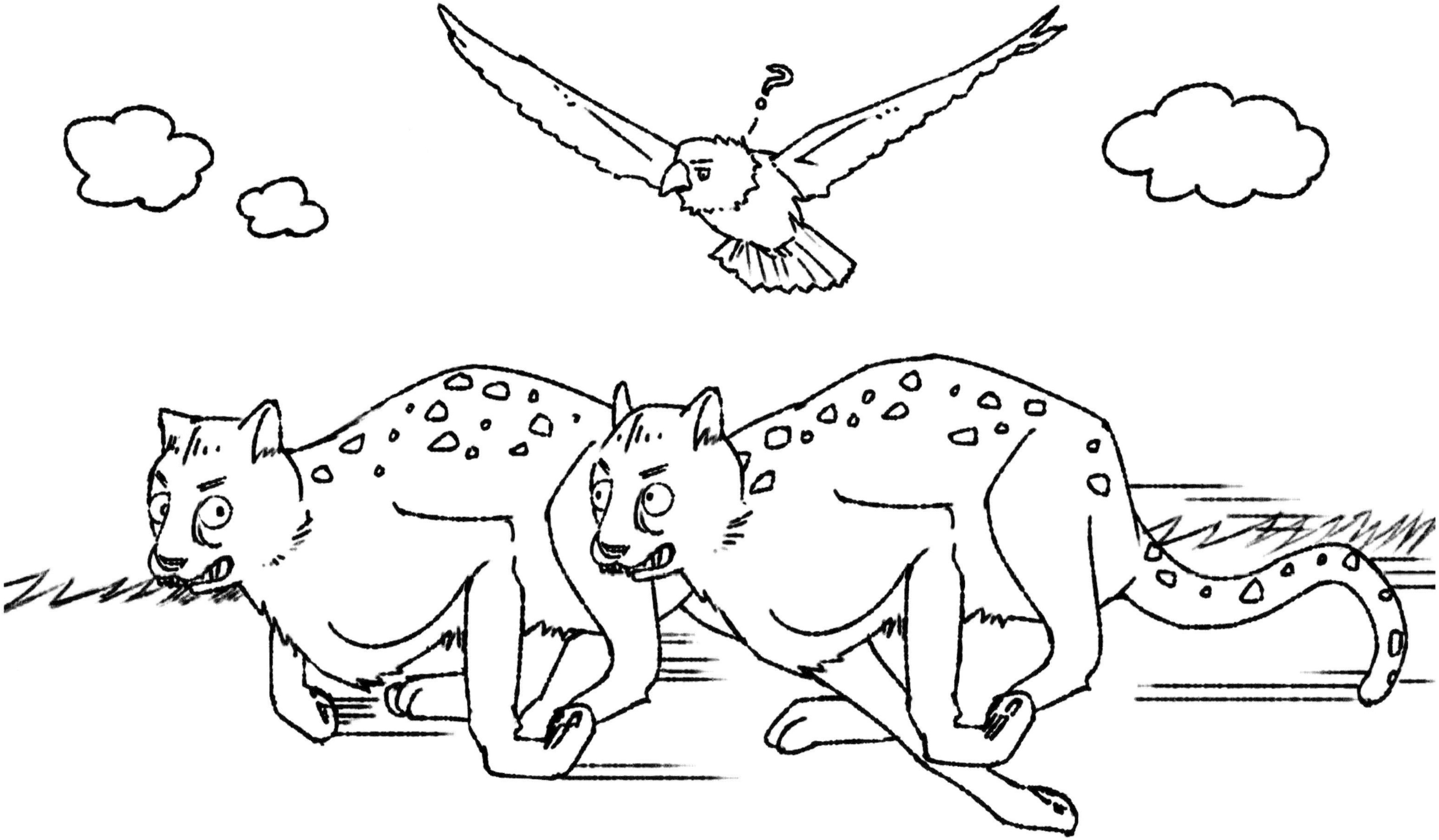

⑬ 남의 집 잔치에 감 놔라 배 놔라 한다

• 의미

남의 일에 공연히 간섭하고 나서는 것처럼 쓸데없이 남의 일에 참견한다는 말입니다.

• 비슷한 속담

오지랖이 넓다.

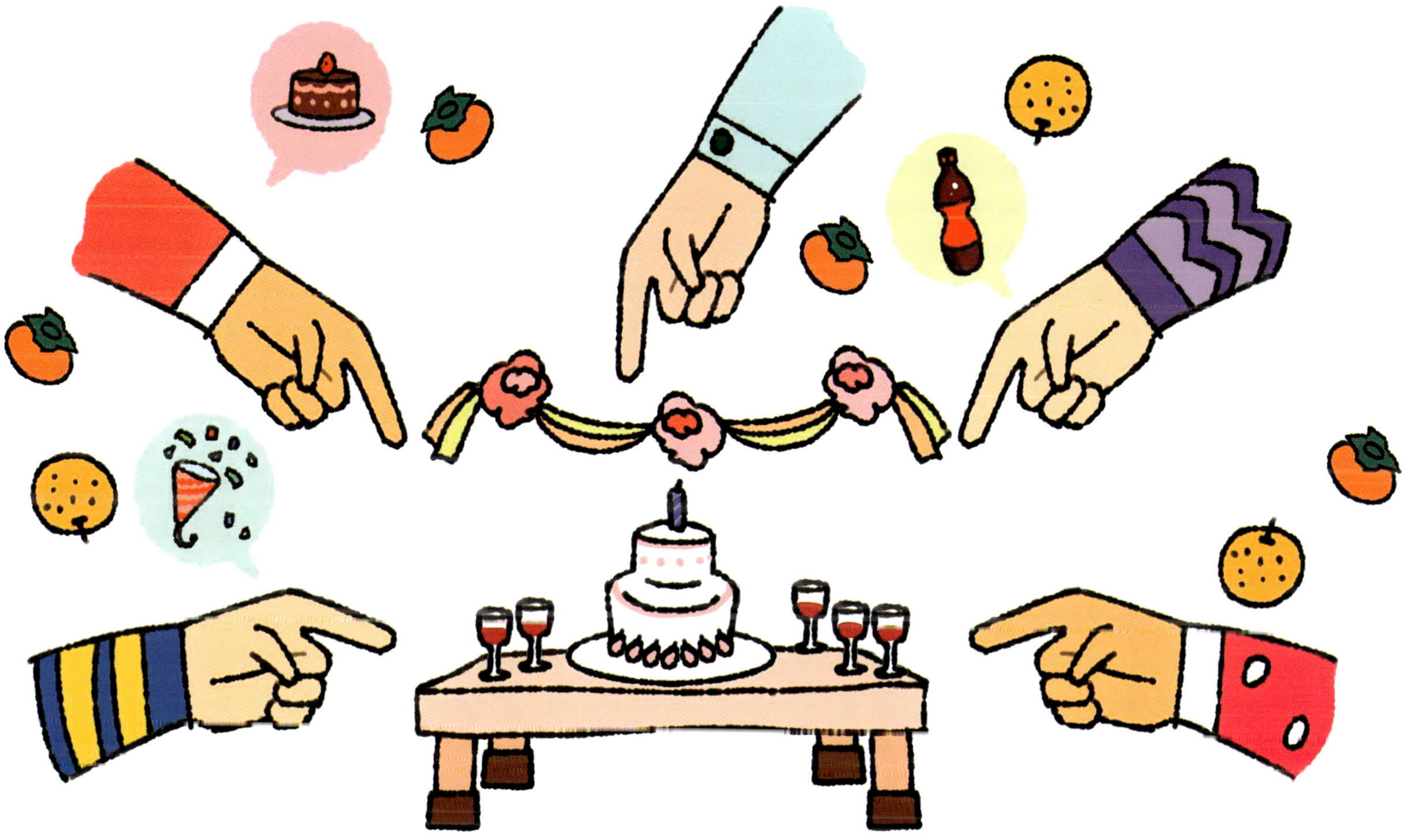

"자기들은 상관도 없으면서 어찌나 참견을 하던지!!"

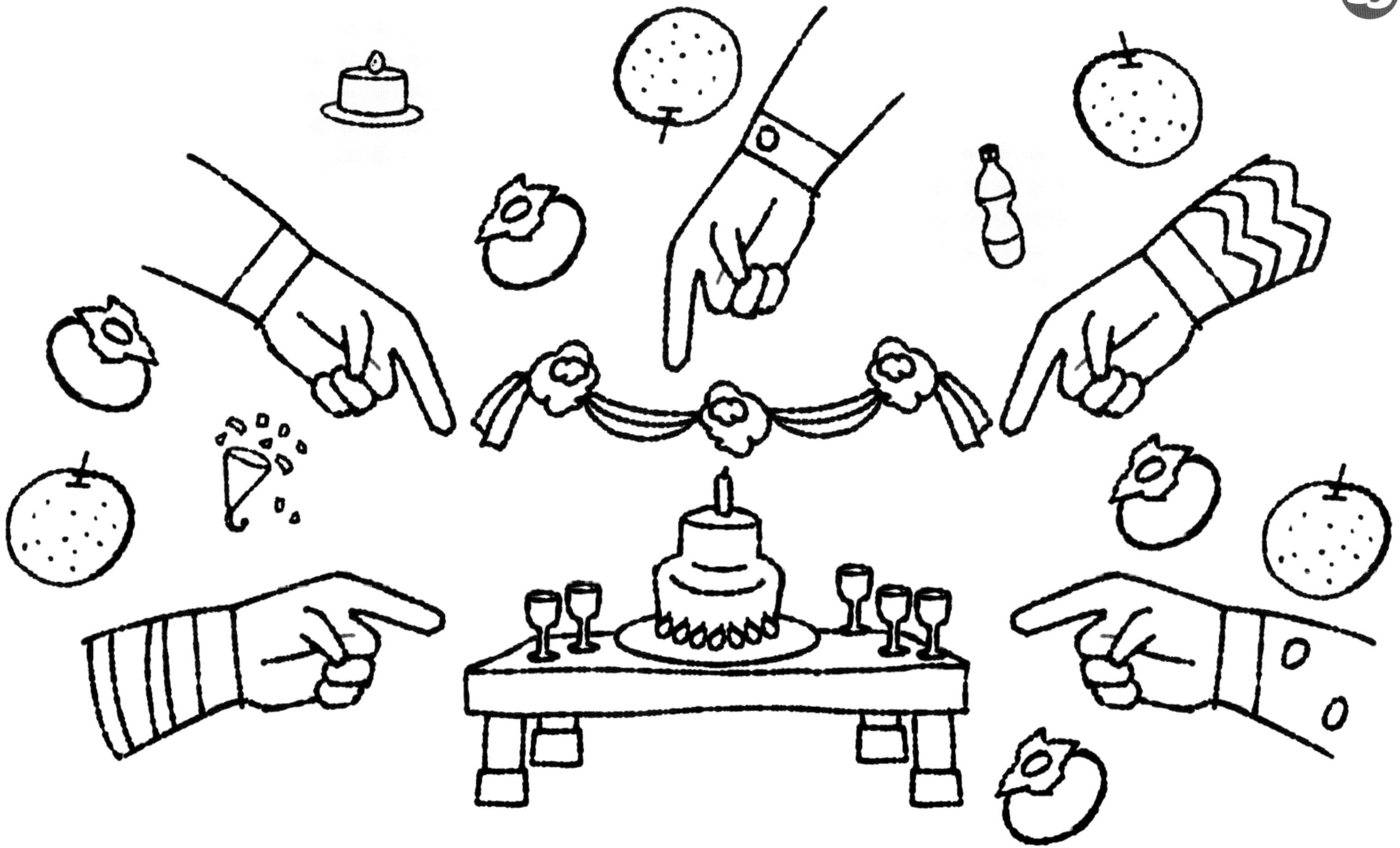

14 낫 놓고 기역자도 모른다

• **의미**

기역자 모양으로 생긴 낫을 놓고도 기역자를 모른다는 뜻으로, 사람이 글자를 모르거나 아주 무식함을 비유적으로 이르는 말입니다.

• **비슷한 속담**

눈 뜬 장님.
가갸 뒤 자도 모른다.

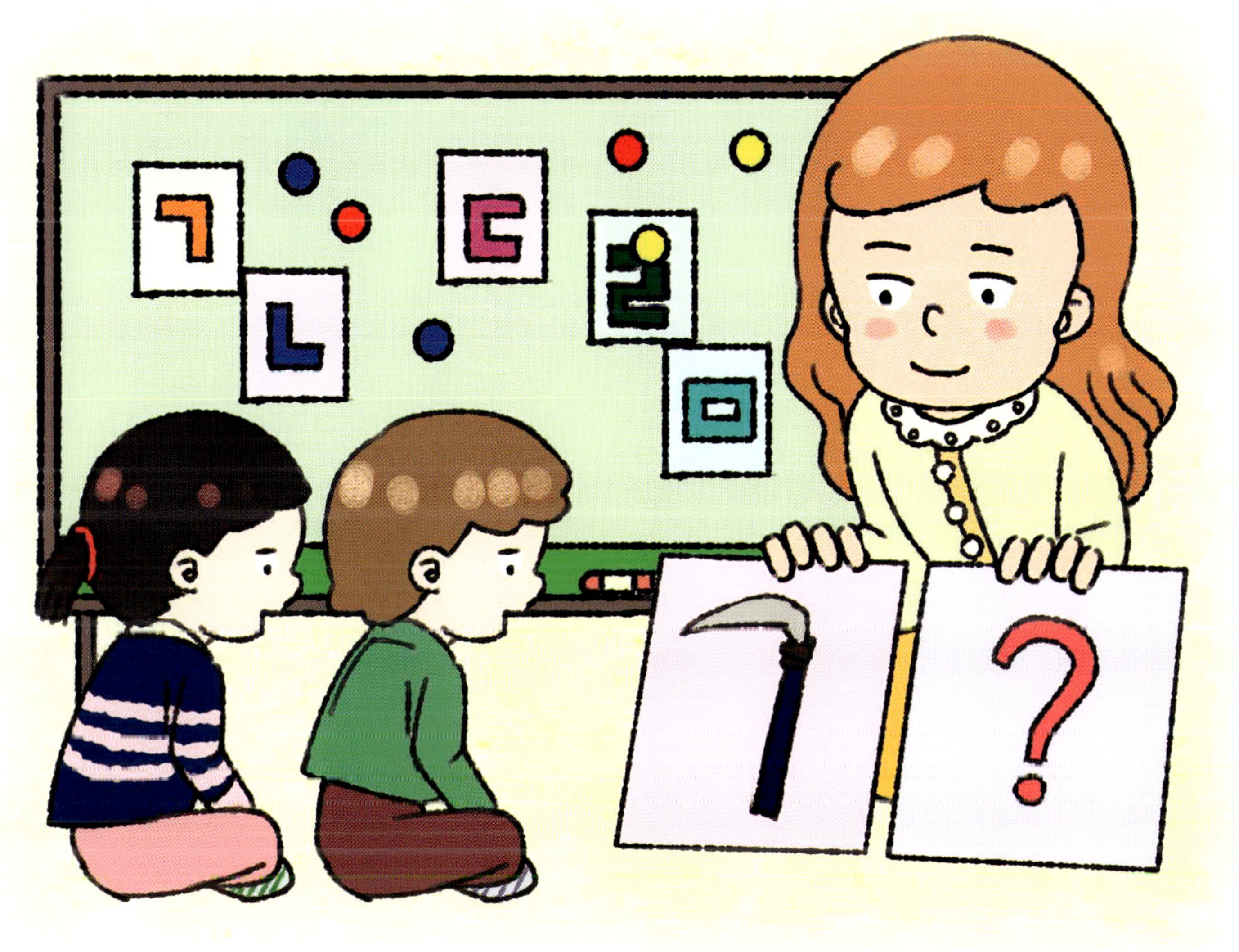

“꺽쇠?!”

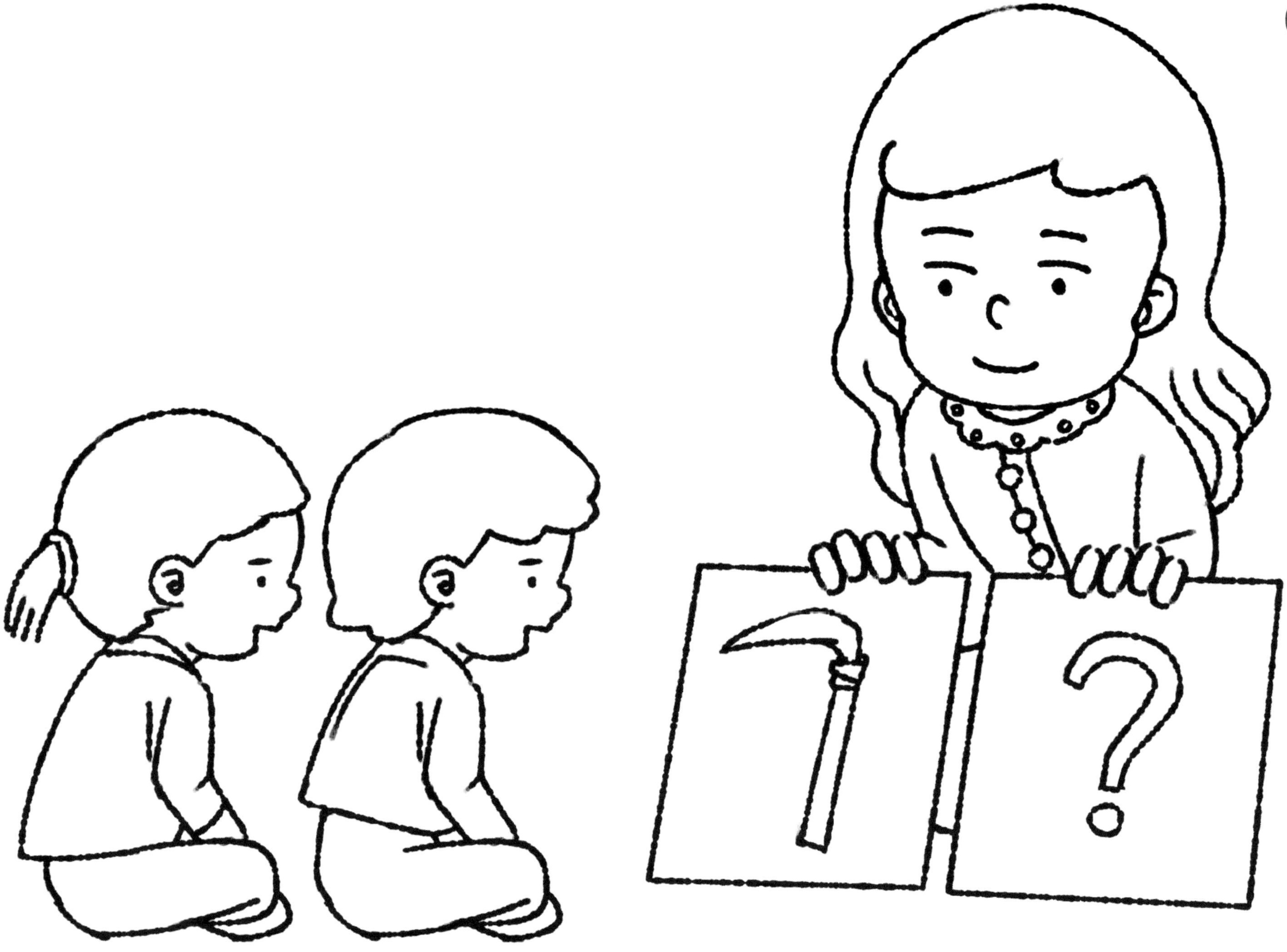

14

⑮ 낮말은 새가 듣고 밤말은 쥐가 듣는다

• 의미

아무리 비밀스럽게 하는 말이라도
결국은 남의 귀에
들어가게 된다는 뜻으로,
항상 말을 조심해야 한다는
말입니다.

• 비슷한 속담

바람벽에도 귀가 있다.

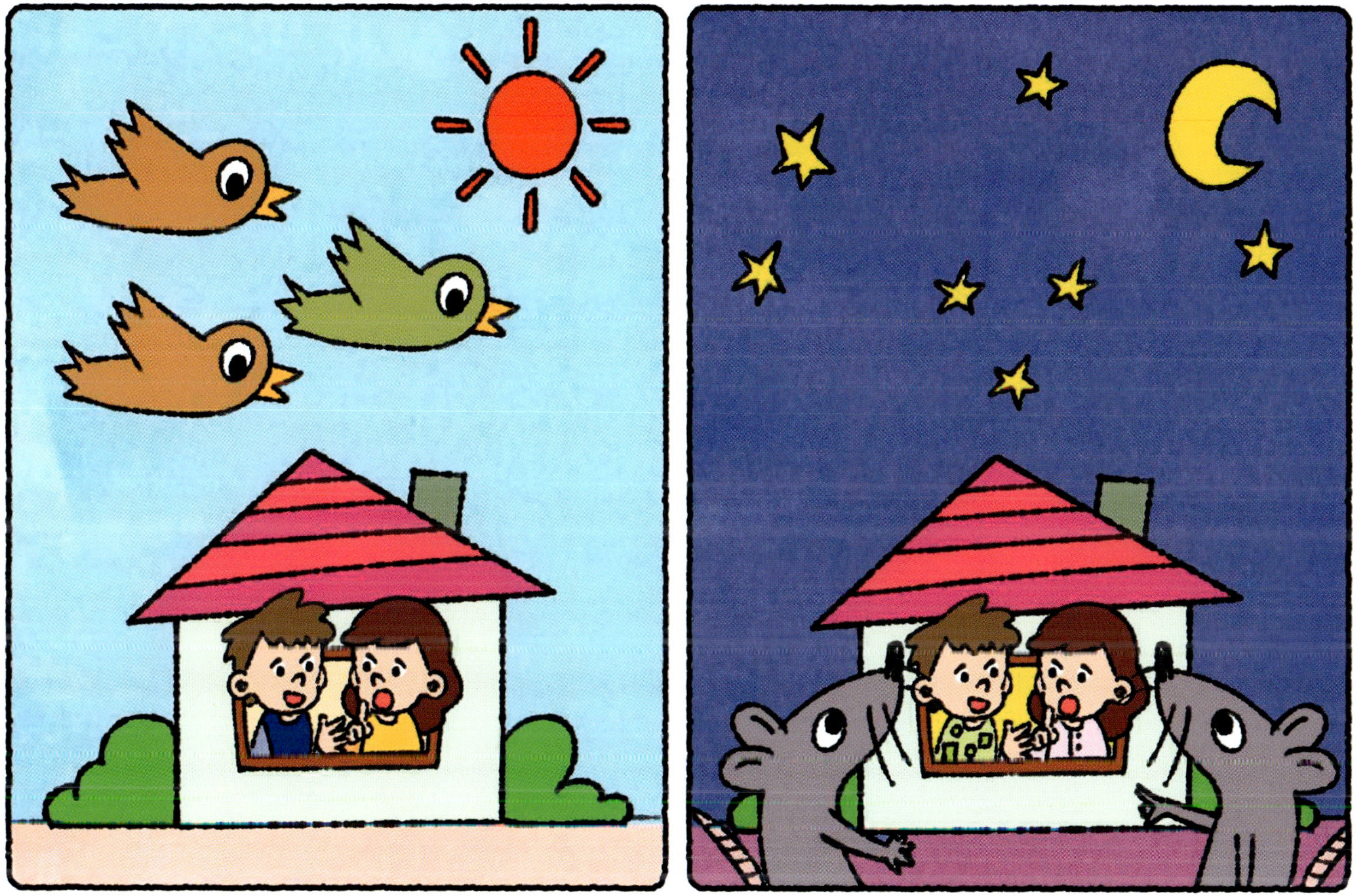

"쉿! 함부로 떠들지마!"

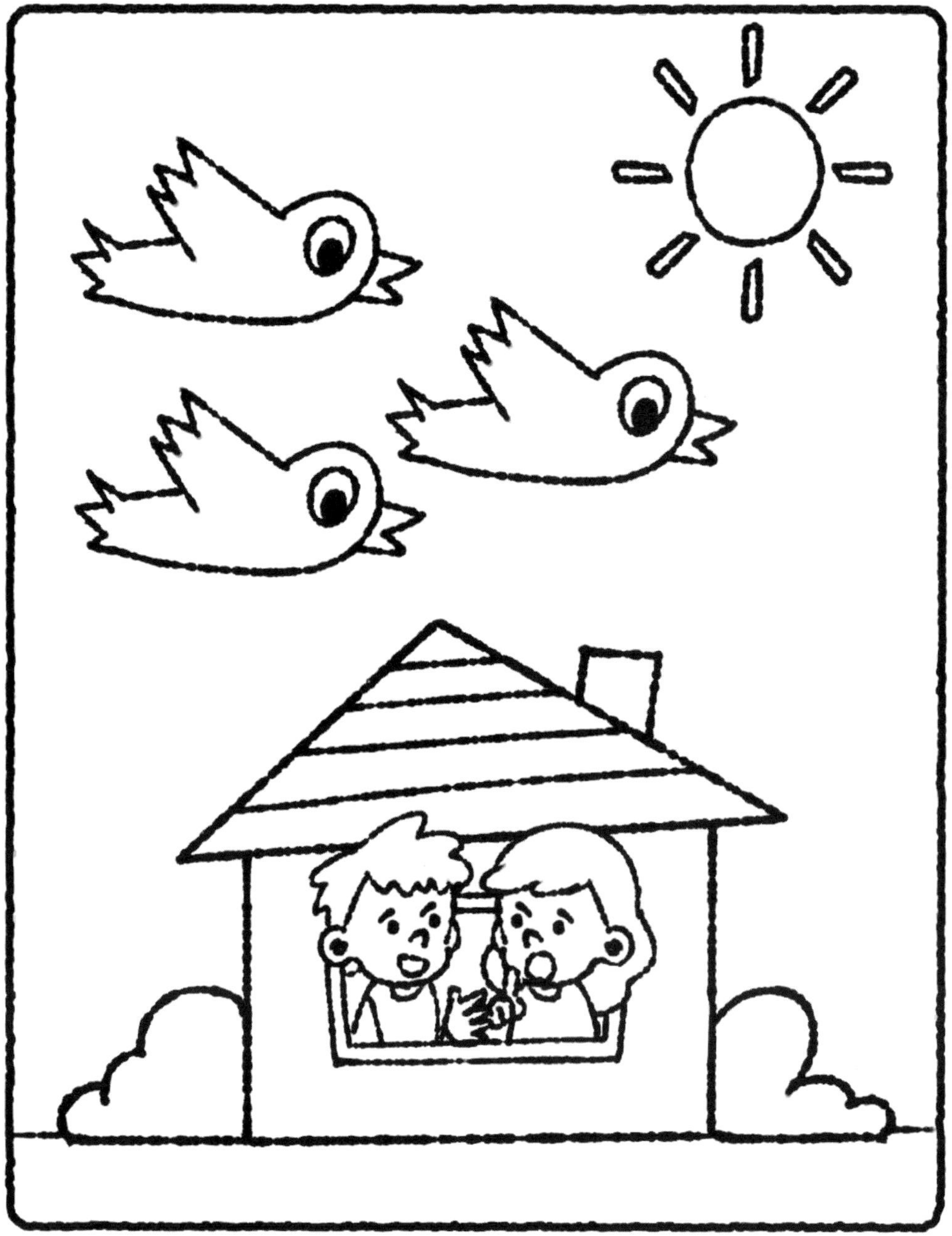

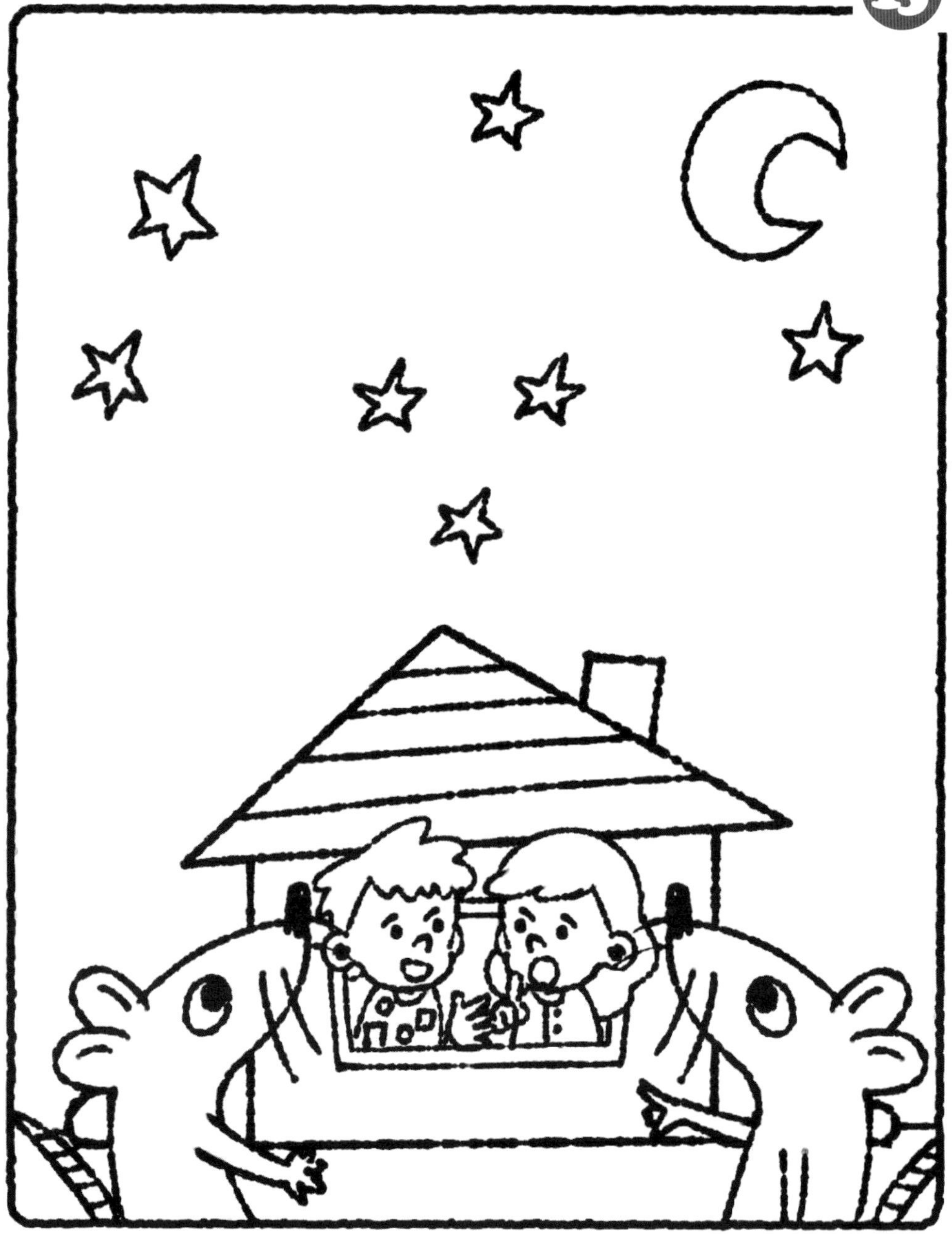

16 누워서 침 뱉기

- **의미**

누워서 침을 뱉으면
그 침이 자기 얼굴로
떨어지는 것처럼,
남을 해하려고 한 짓이
오히려 자신에게
해가 미친다는 말입니다.

- **비슷한 속담**

제 발등 제가 찍었다.

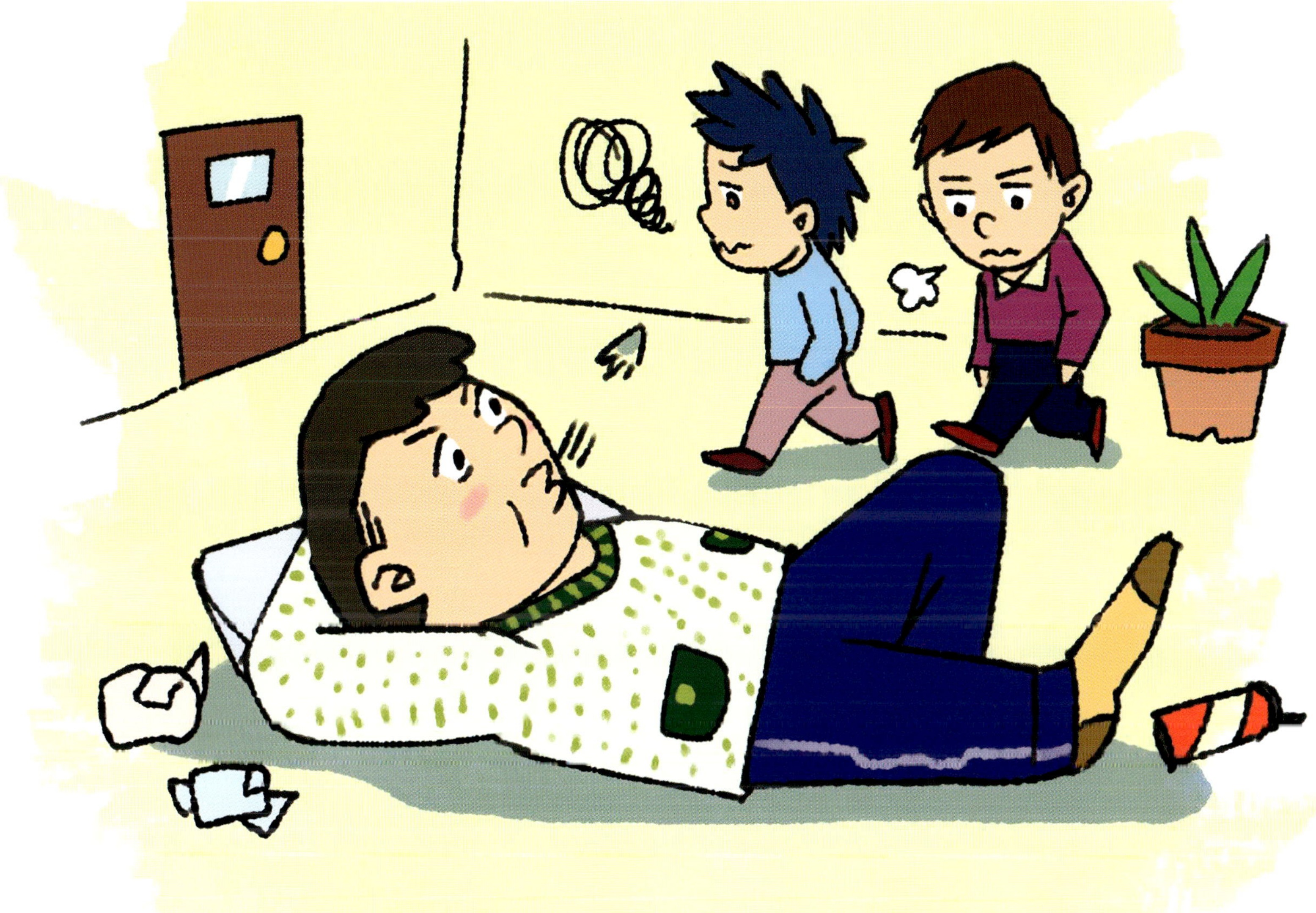

"그러다 당신 얼굴에 떨어져."

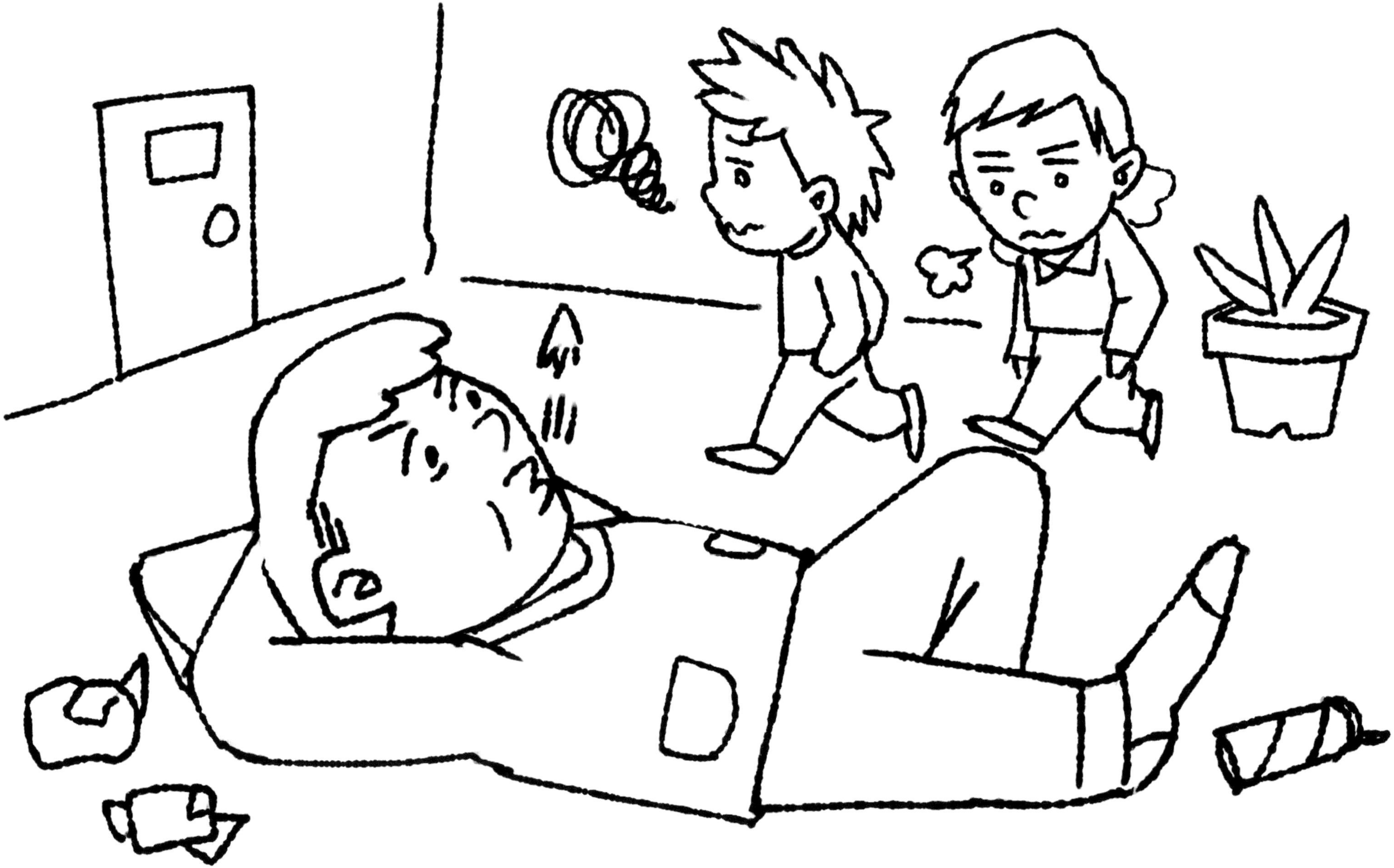

17 늦게 배운 도둑이 날 새는 줄 모른다

• **의미**

뒤늦게 시작한 일에 재미를 붙여 정신없이 빠져든다는 말입니다.

• **비슷한 속담**

중이 고기 맛을 알면 절에 빈대가 남아나지 않는다.

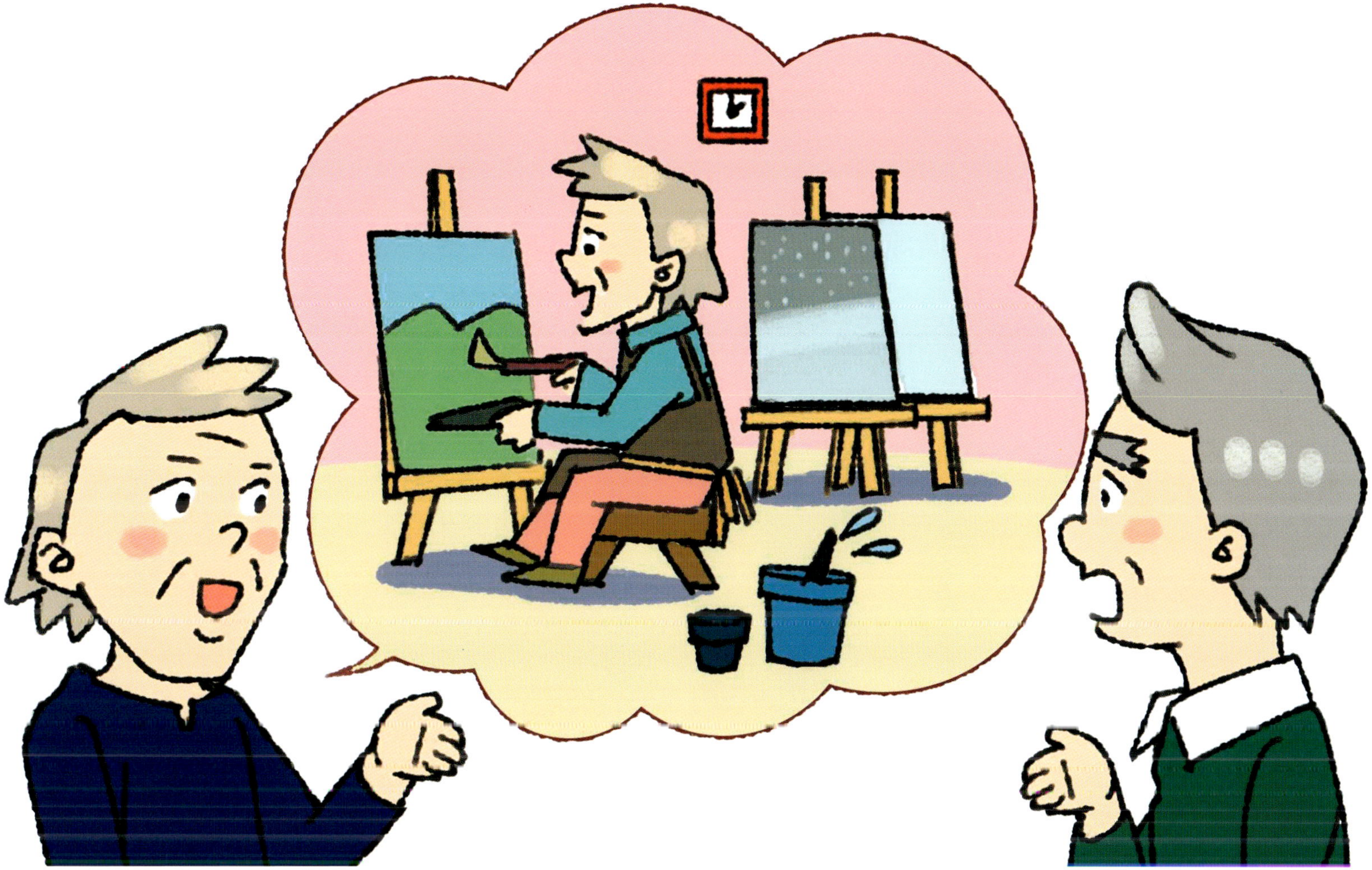

"요즘 취미가 생겼어!"

"그래서 그렇게 밤을 새는구나."

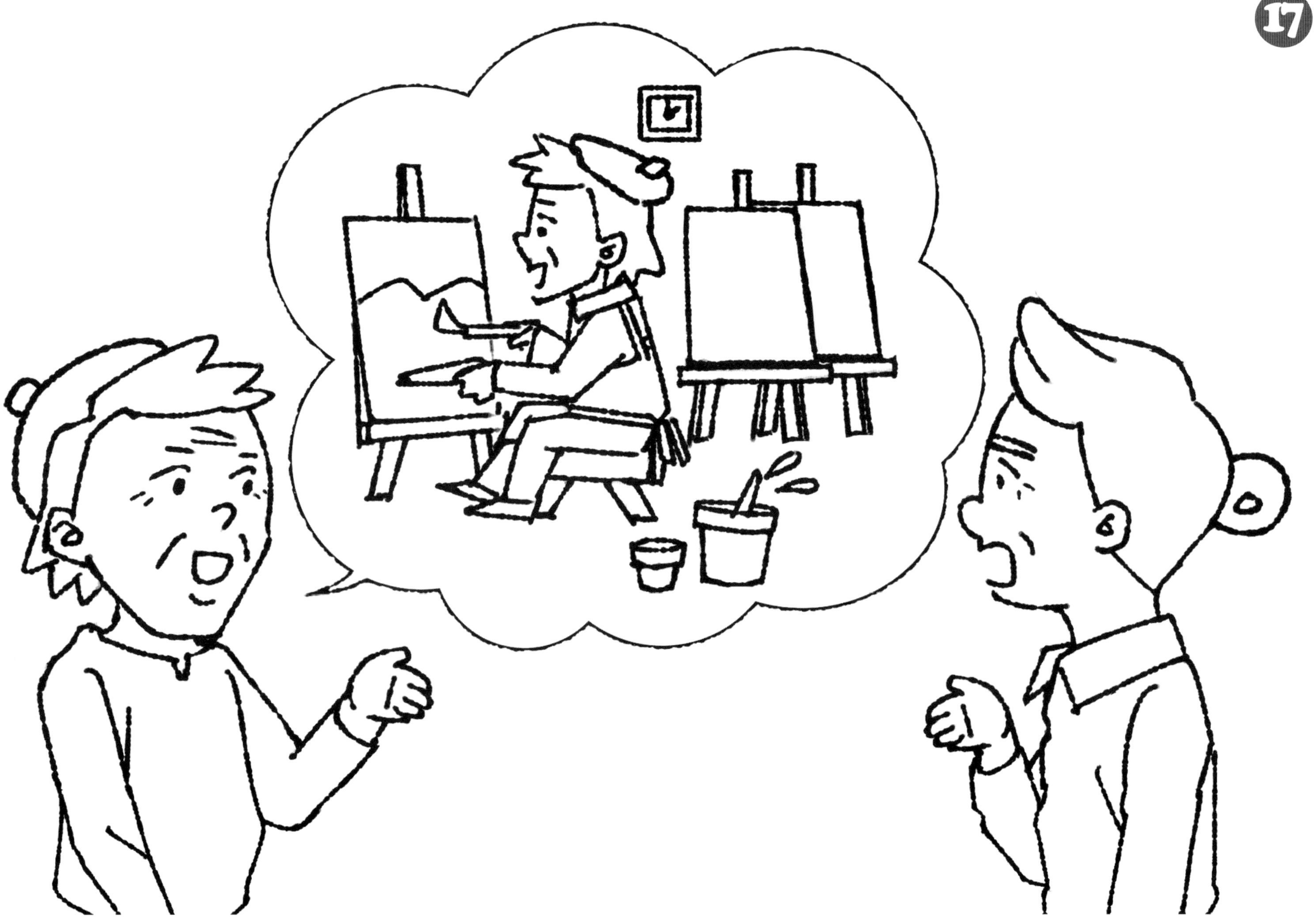
17

18 돌다리도 두드려보고 건너라

• 의미

아무리 잘 아는 일이라도
꼼꼼하게 확인해
실수가 없도록 하라는
말입니다.

• 비슷한 속담

얕은 물도 깊게 건너고
아는 길도 물어 가라.
식은 죽도 불어가며 먹어라.

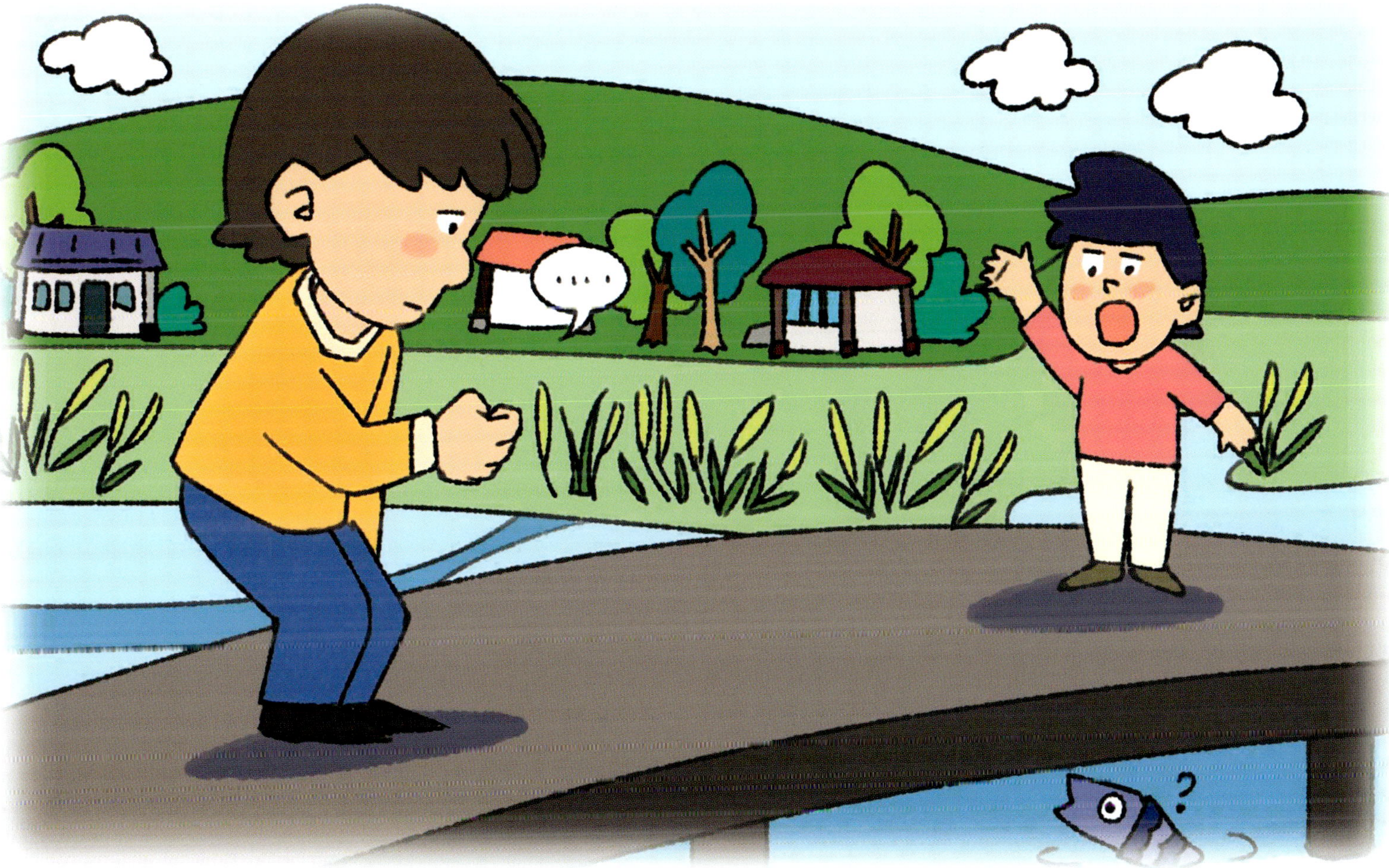

"안 무너져."

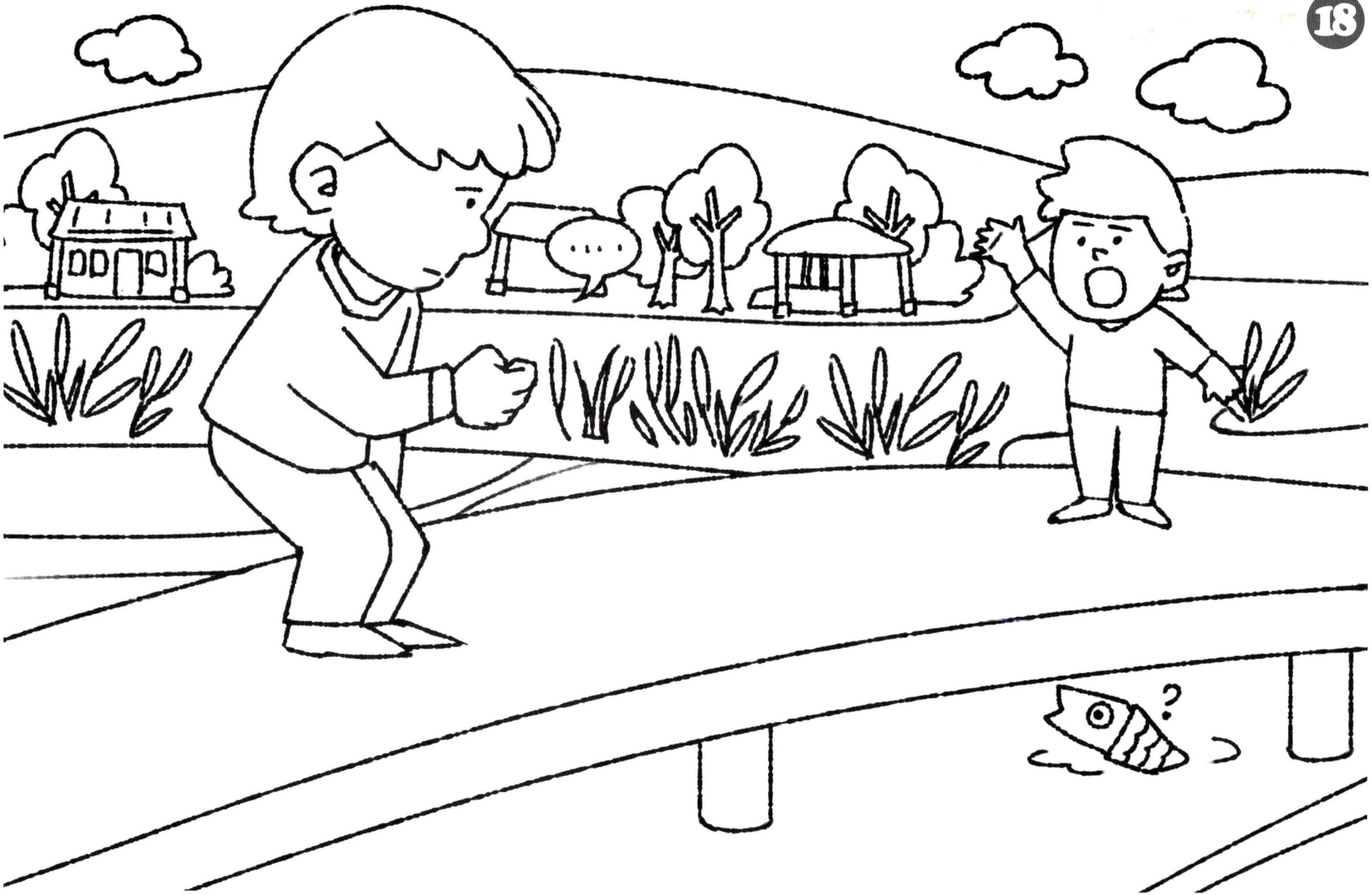

⑲ 되로 주고 말로 받는다

• 의미

조금 주고 더 많은 대가를 받는다는 뜻도 있고, 남을 조금 건드렸다가 더 큰 되갚음을 당한다는 말이기도 합니다.

• 비슷한 속담

한 되 주고 한 섬 받는다.

남의 눈에 눈물 나게 하면 자기 눈에 피 눈물 난다.

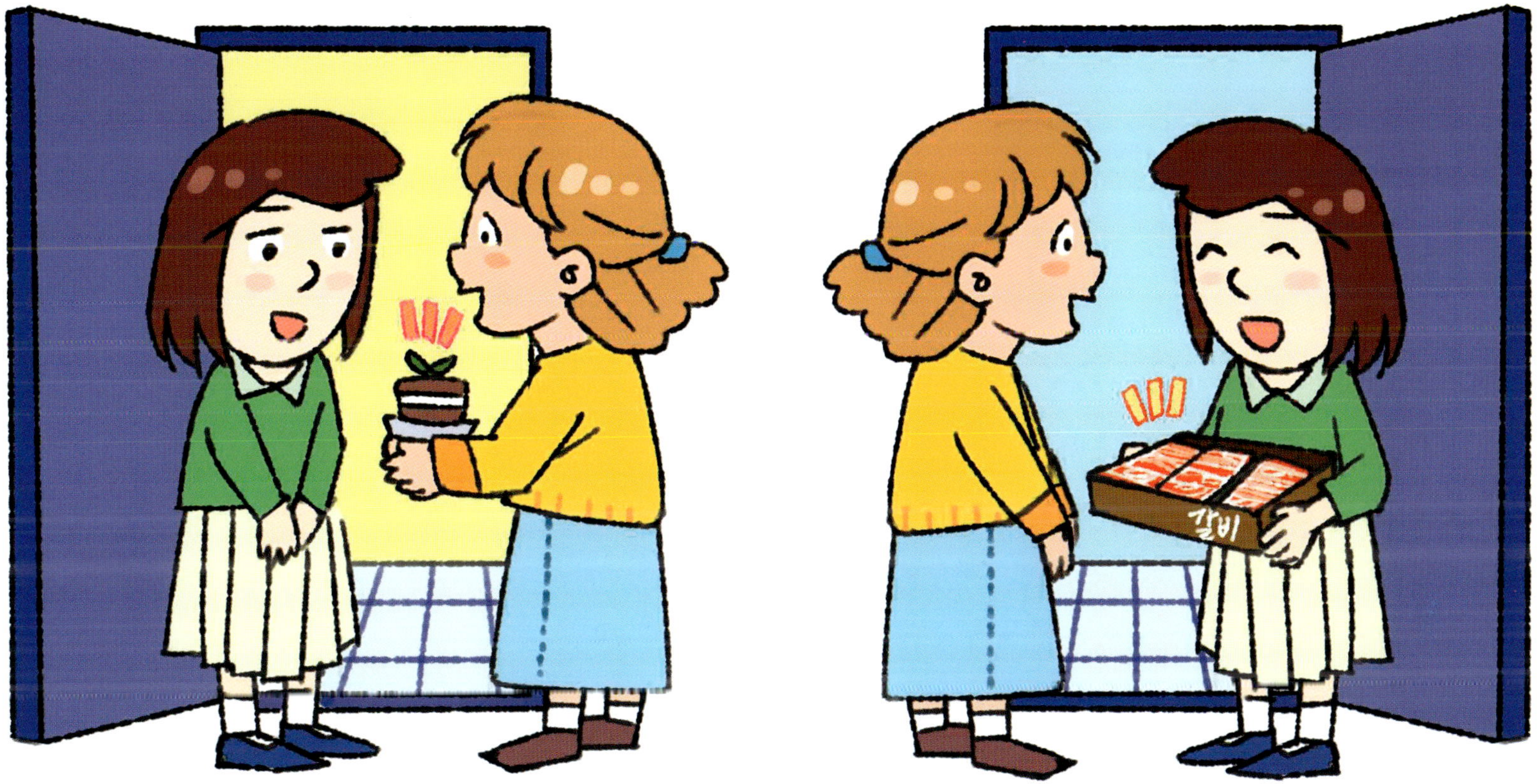

"옆집에 이사 떡을 돌렸더니 앞으로 잘 지내자며 갈비를 가져오셨네요."

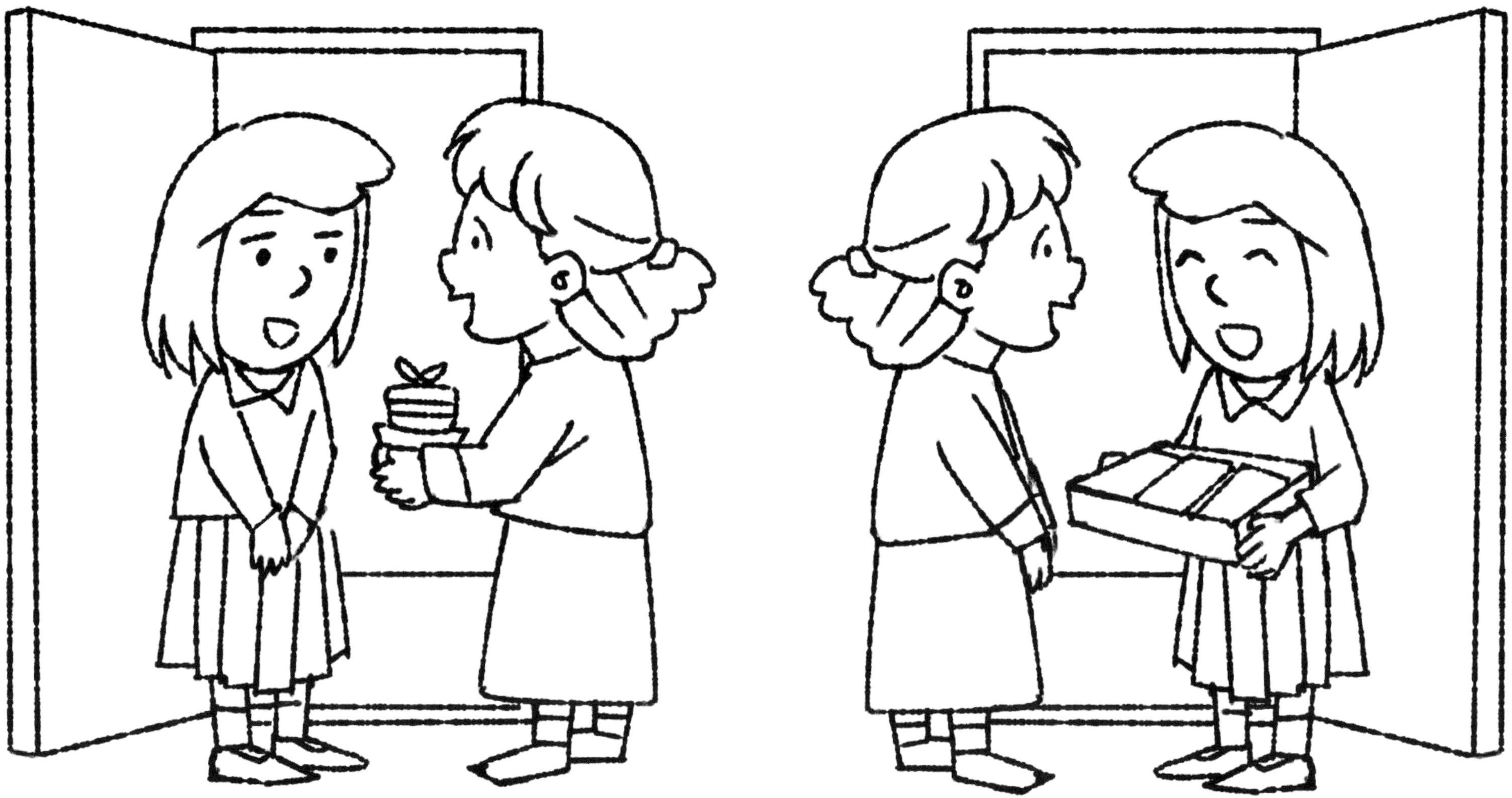

⑳ 땅 짚고 헤엄치기

• **의미**

아주 하기 쉬운 일을 비유적으로 이르는 말입니다.

• **비슷한 속담**

누워서 떡 먹기.

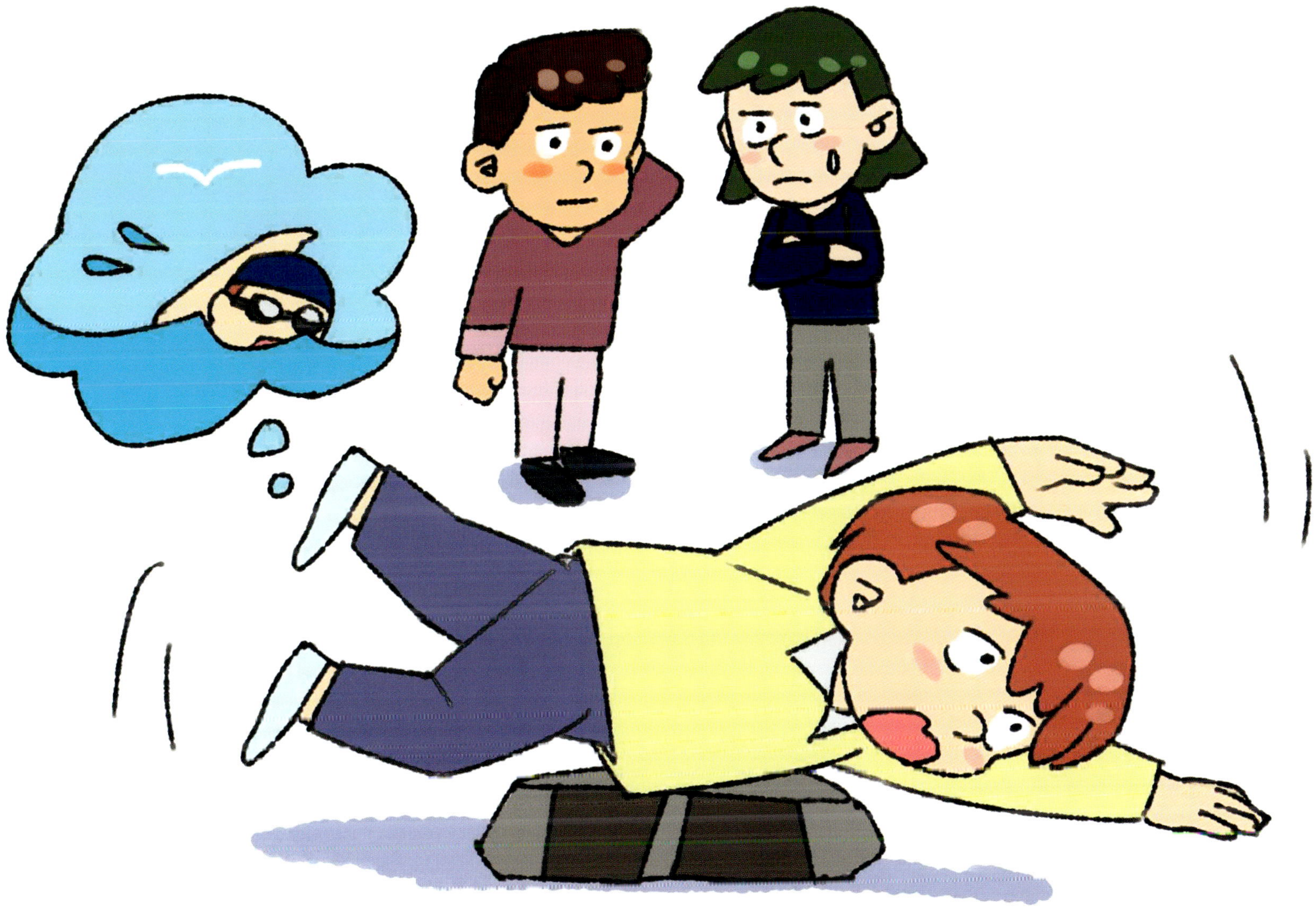

"이렇게 하면 가라앉지도 않고 숨도 쉬며 힘들지 않게 헤엄칠 수도 있지!"

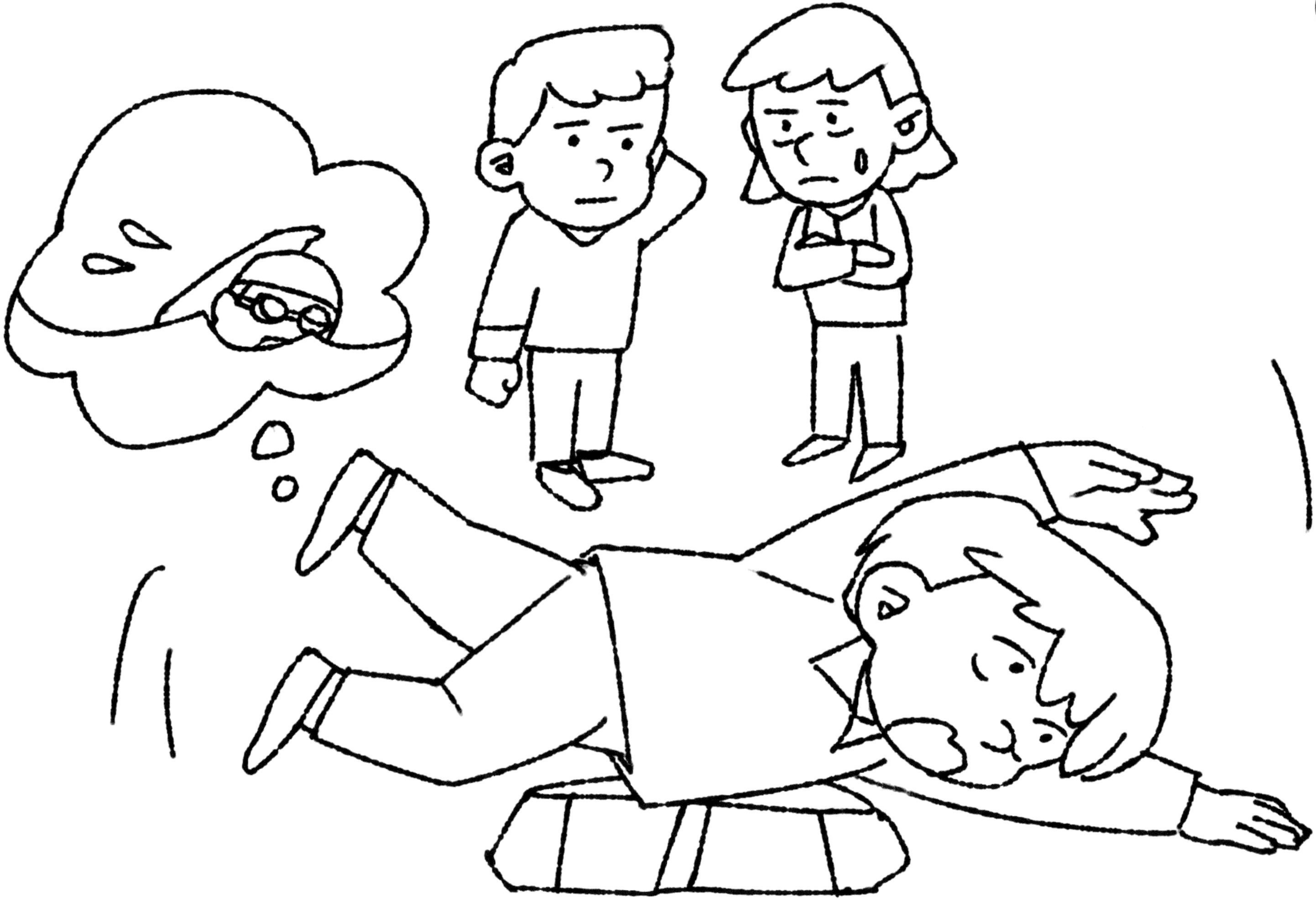

21 똥 묻은 개가 겨 묻은 개 나무란다

• 의미

자기는 더 큰 흉이 있으면서
도리어 남의 작은 흉을
본다는 말입니다.

• 비슷한 속담

숯이 검정 나무란다.
까마귀가 까치더러
검다고 한다.

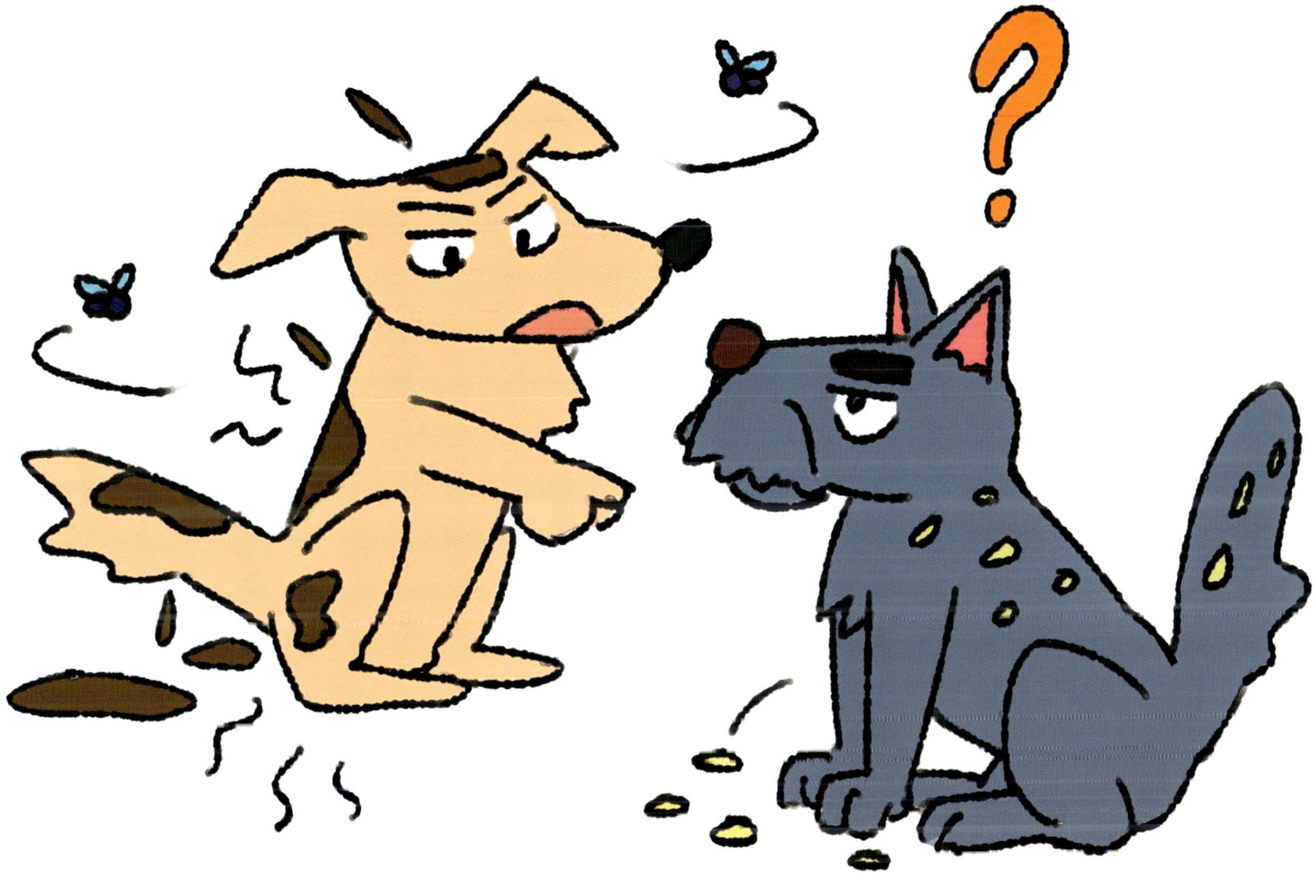

"너는 왜 그렇게 지저분하냐."

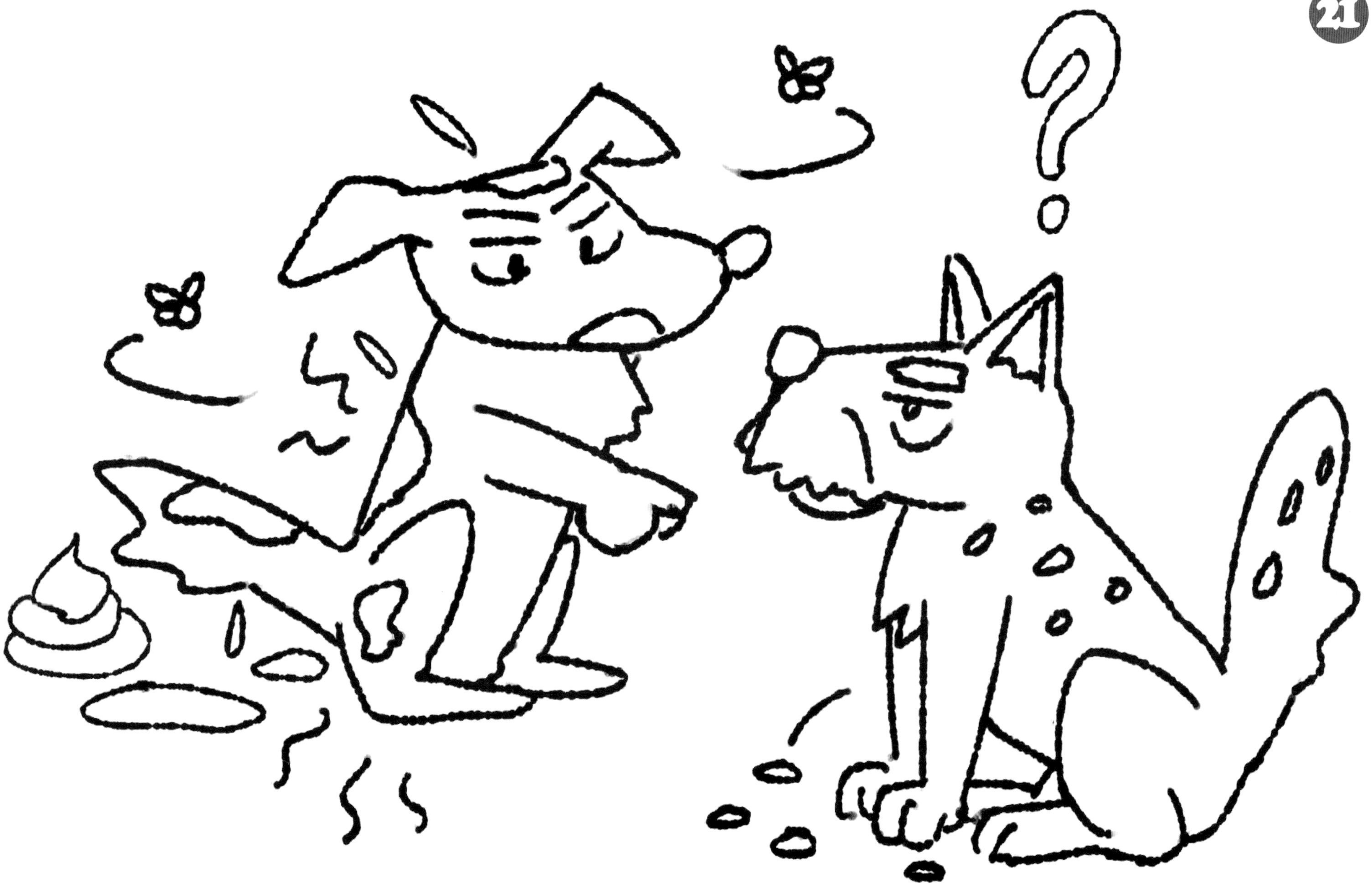

22 못된 송아지 엉덩이에 뿔난다

- 의미

못된 사람이 자기 행동을
뉘우치기는커녕
건방지게 행동하면서
나쁜 짓만 하고 다닌다는
말입니다.

- 비슷한 속담

개 못된 게 부뚜막에 올라간다.
못난 며느리 제삿날에 병난다.
못된 일가 항렬만 높다.

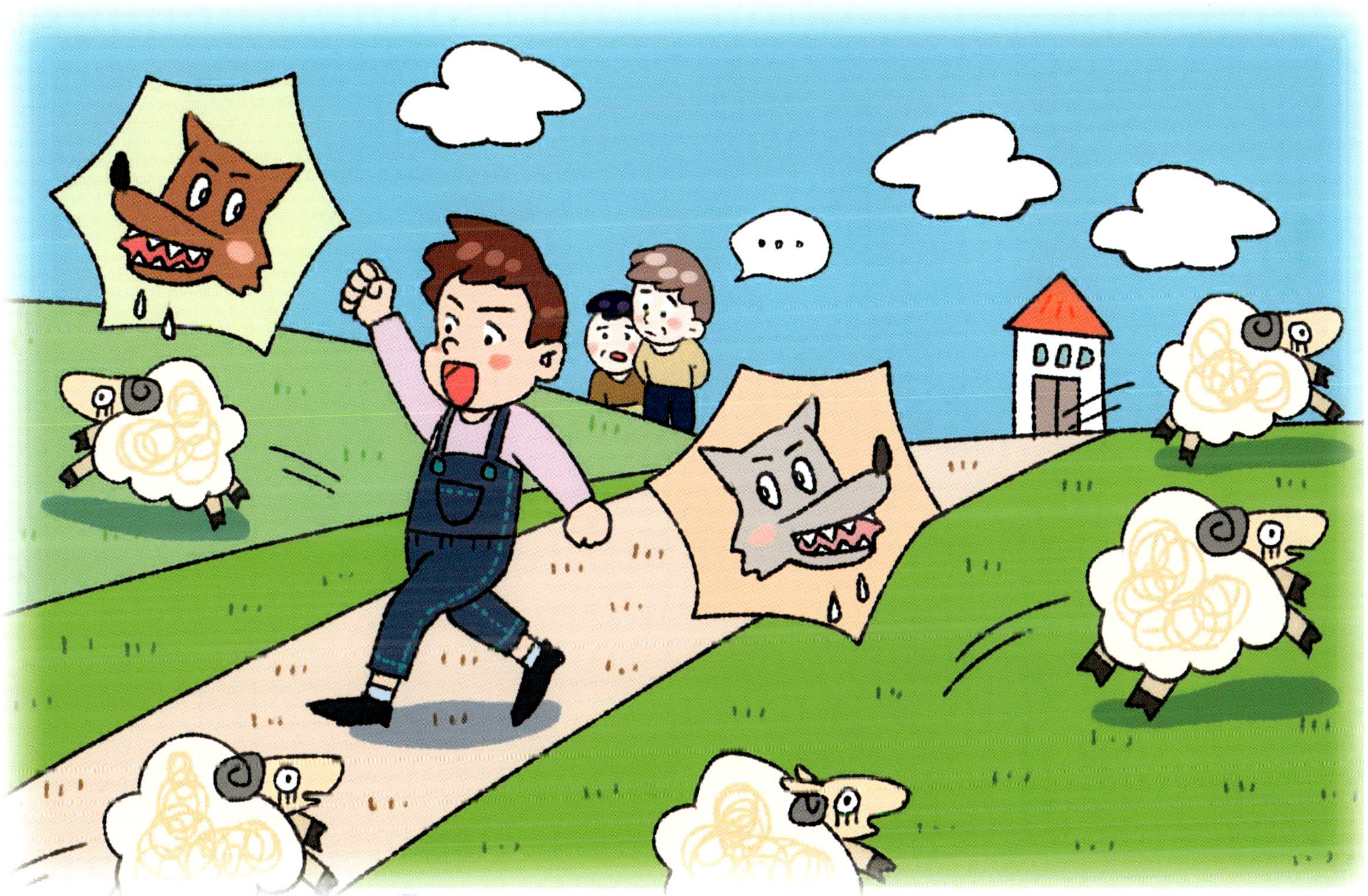

“거짓말쟁이가 온동네를 휘젓고 다니네.”

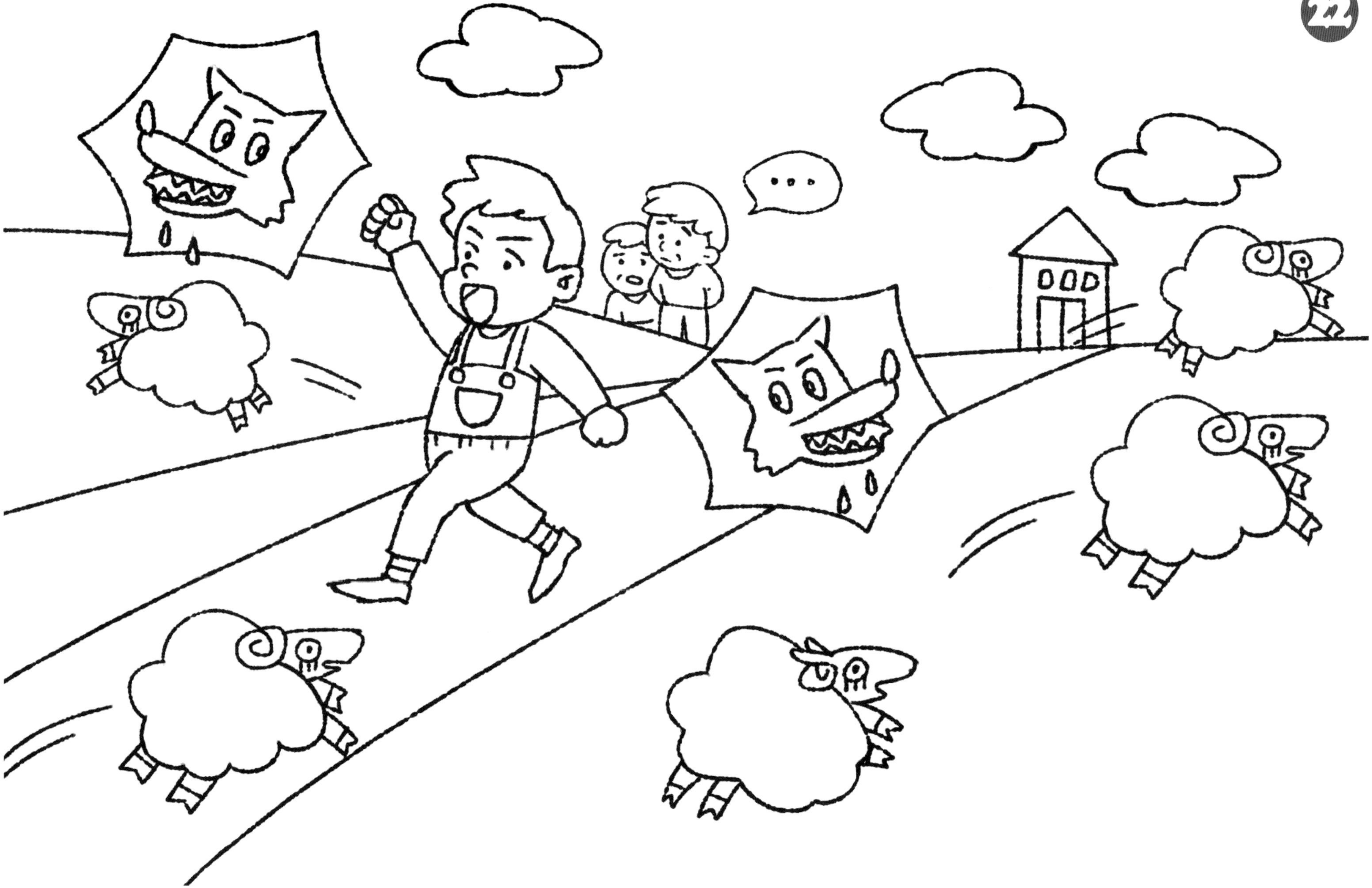

23 밑 빠진 독에 물 붓기

• **의미**

밑 빠진 독은 아무리
물을 부어도 채울 수 없듯이
아무리 애를 써도
아무 보람이 없는 경우를
말합니다.

• **비슷한 속담**

가문 논에 물대기.
시루에 물 붓기.
헌집 고치기.

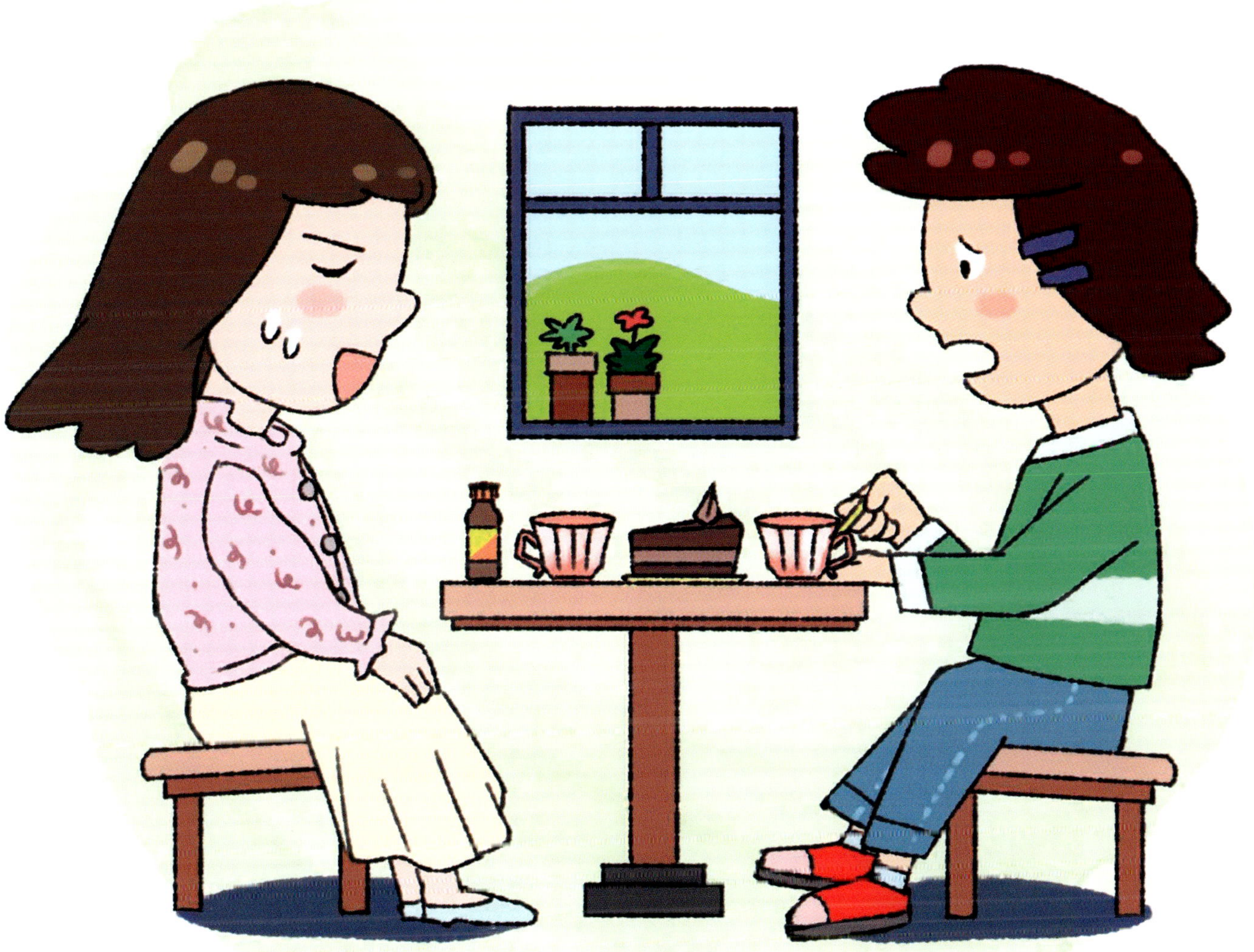

"아무리 열심히 운동을 하고, 음식을 챙겨 먹어도 건강이 좋아지질 않아."

"심하게 건강을 해치면 다시 회복하기가 힘들어."

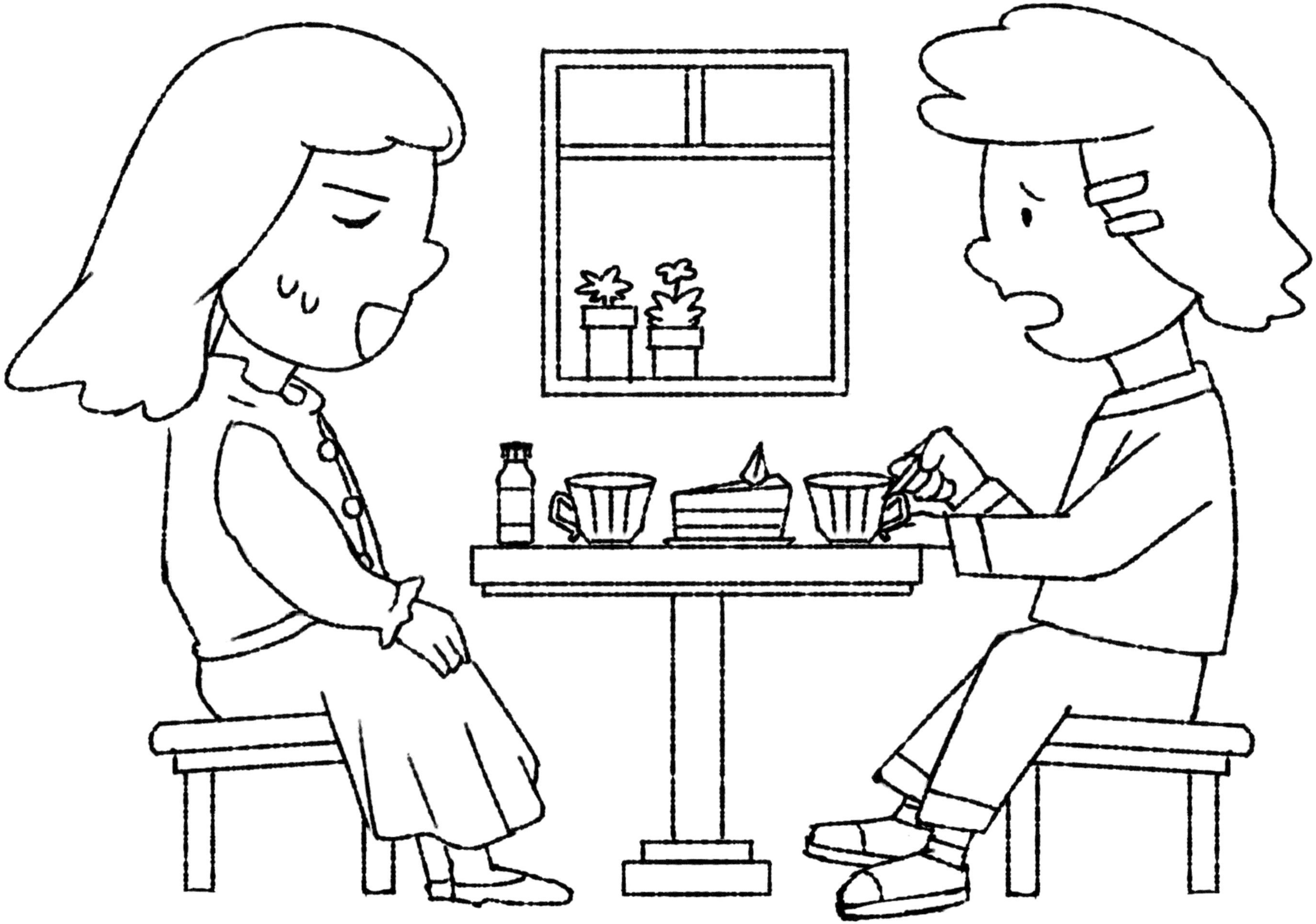

24 바늘 도둑이 소 도둑 된다

• 의미

자그마한 나쁜 일도 자꾸 하면
버릇이 되어 나중에는
큰 잘못을 저지르게 된다는
말입니다.

• 비슷한 속담

거짓말은 도둑놈 될 장본.
개가 겨를 먹다
끝내 쌀을 먹는다.

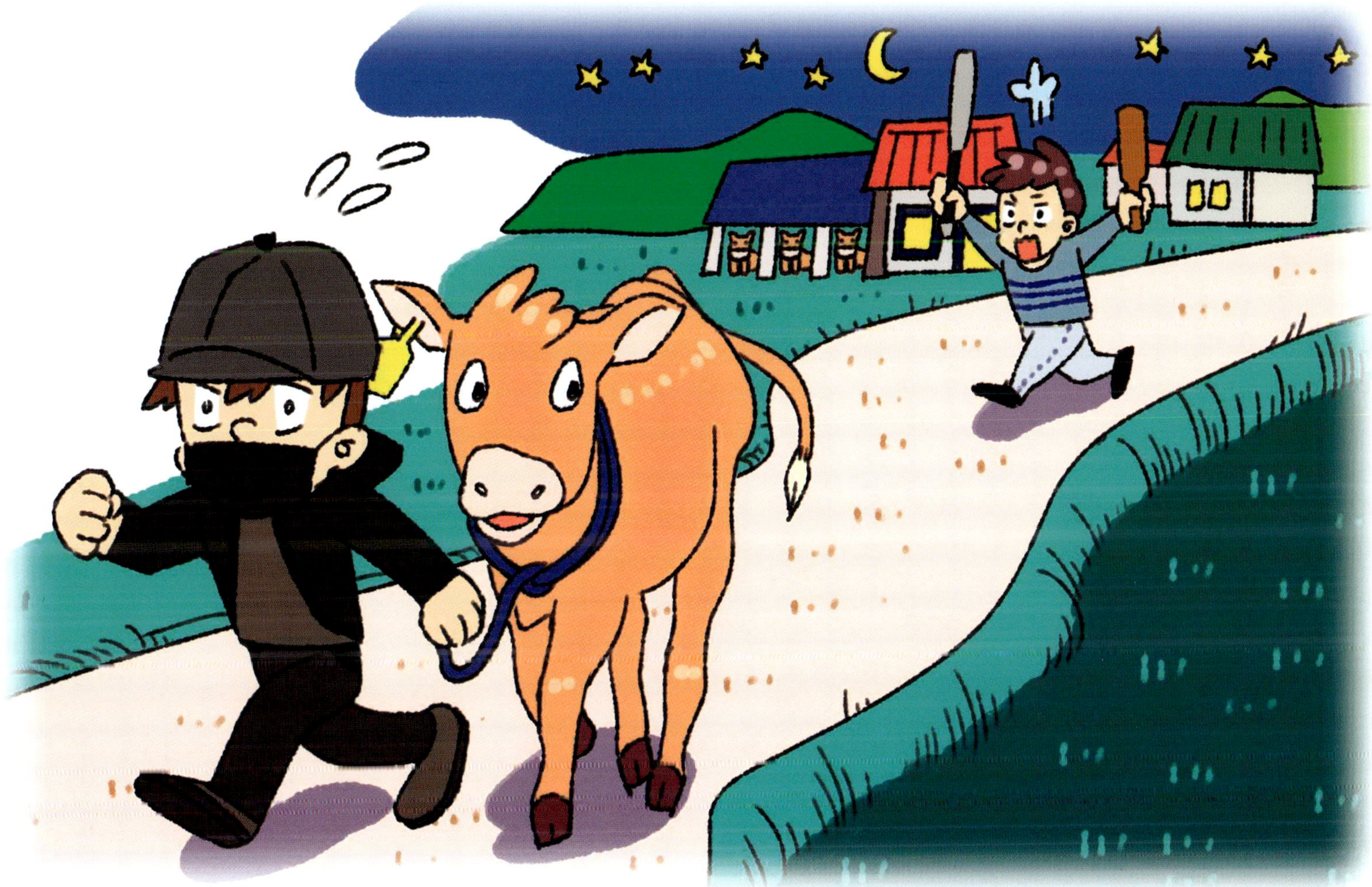

"예전에 감 싸먹던 놈이 소를 훔쳐간다."

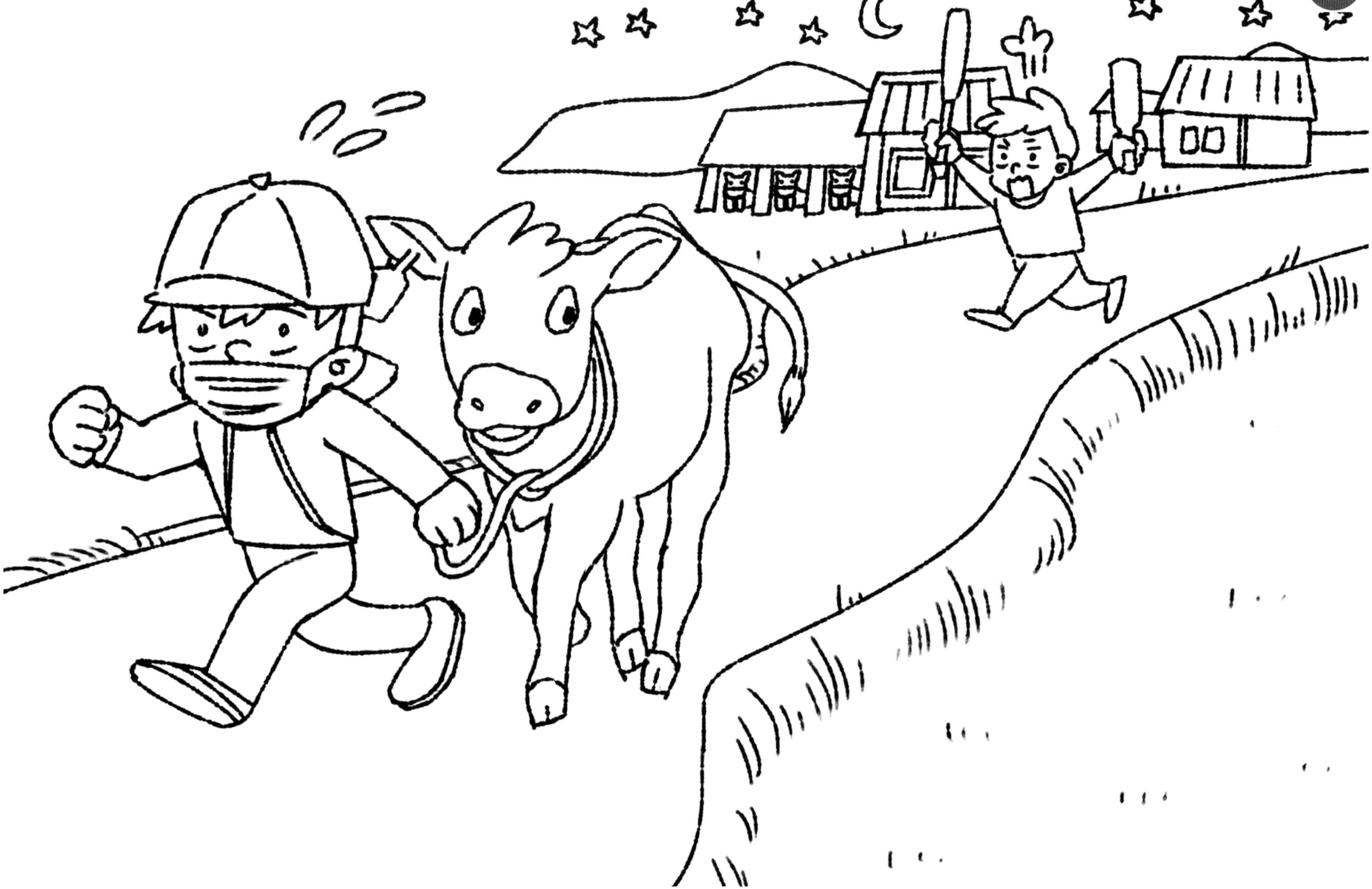

25 배보다 배꼽이 더 크다

• 의미

마땅히 커야 할 것이
작고 작아야 할 것이
크다는 말입니다.

• 비슷한 속담

발가락이 발보다 크다.
계 타고 집 판다.
구경꾼 셋에 풍각쟁이
일곱이라.

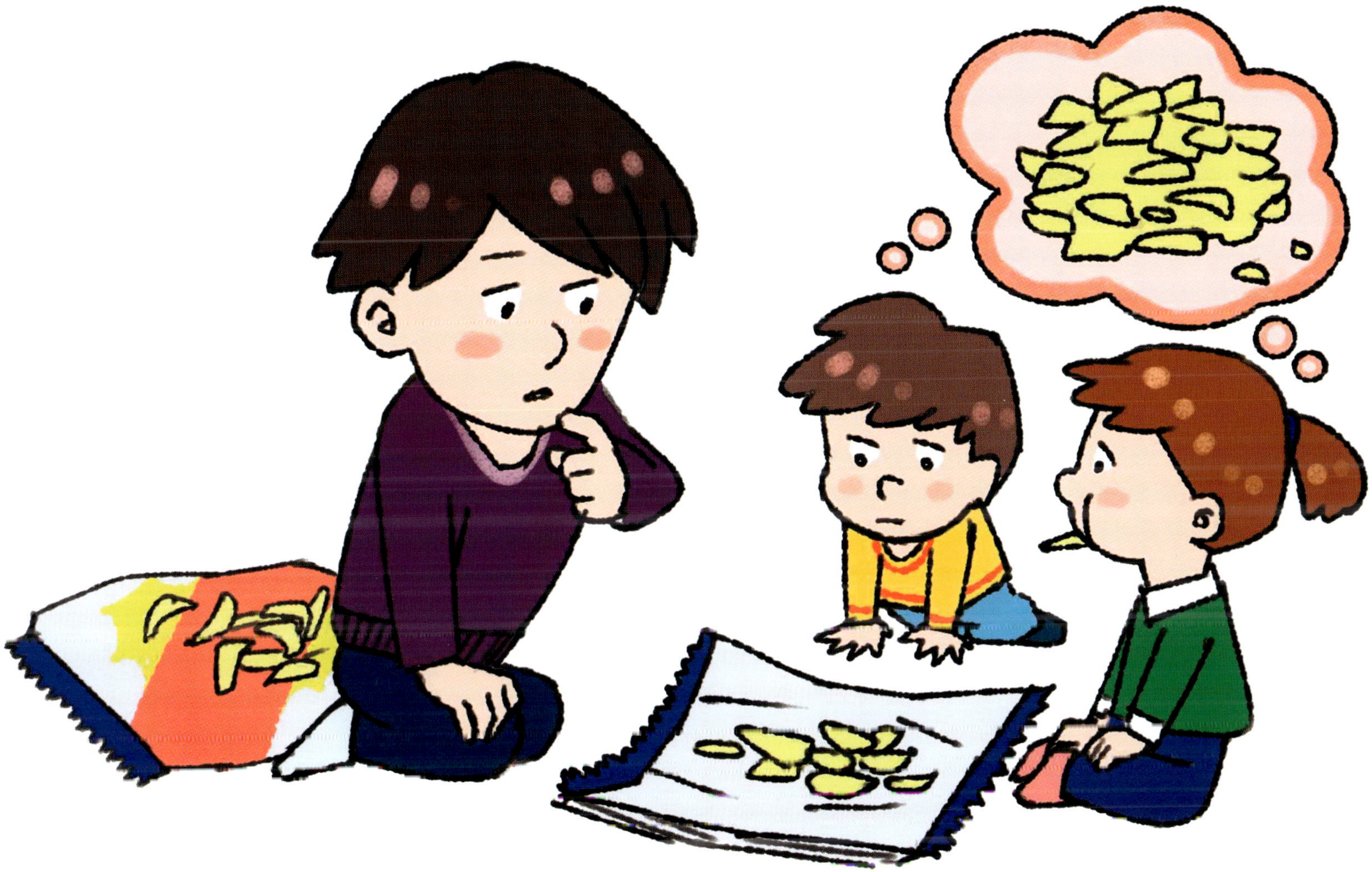

"과자는 포장만 크고 회려할 뿐 실속이 진혀 없구나."

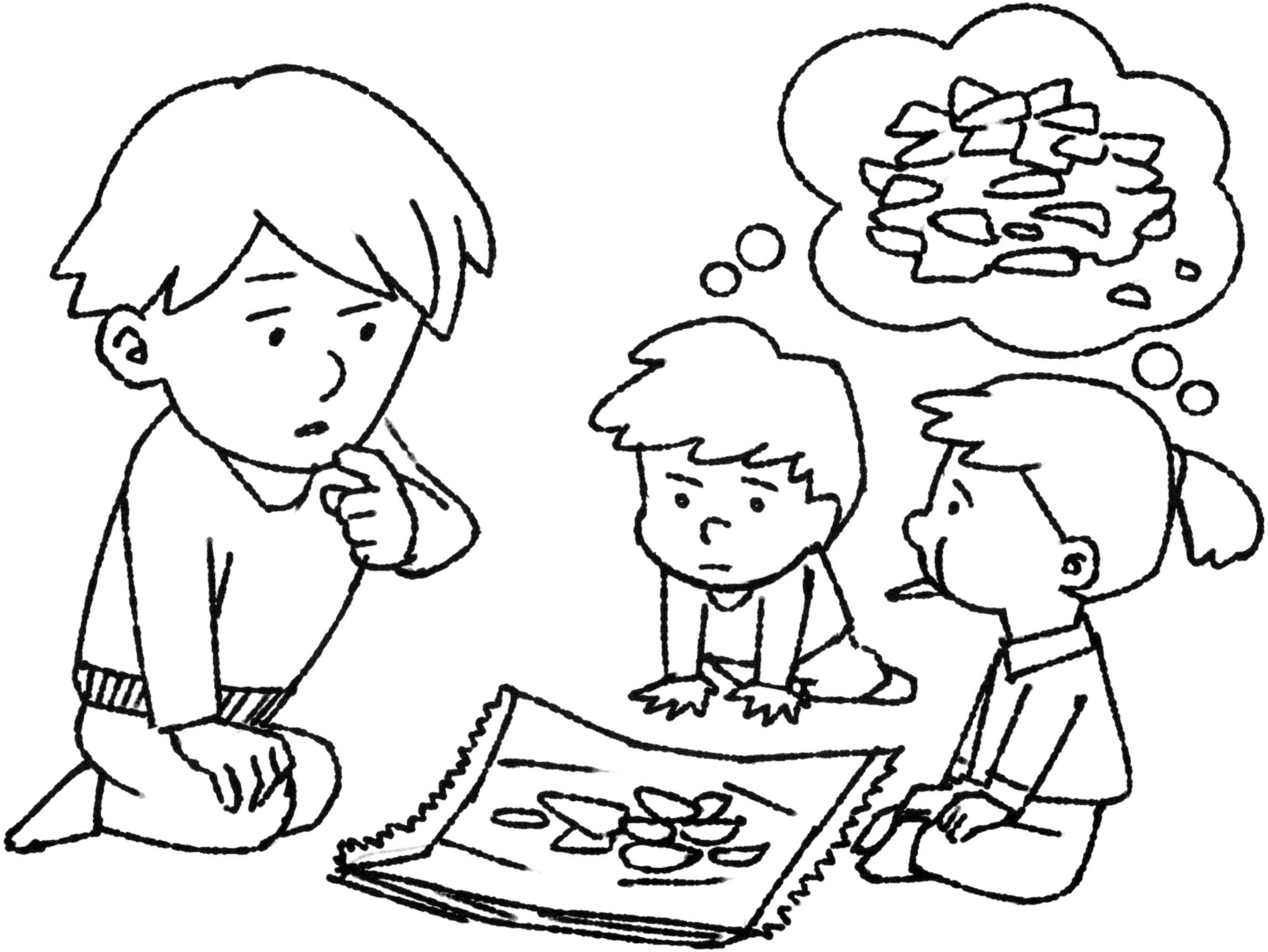

26 가는 말이 고와야 오는 말이 곱다

• 의미

내가 남에게 말이나 행동을 좋게 해야 남도 나에게 좋게 한다는 말입니다.

• 비슷한 속담

웃는 낯에 침 뱉으랴.

오는 말이 고와야 가는 말이 곱다.

가는 정이 있어야 오는 정이 있다.

고운 일 하면 고운 밥 먹는다.

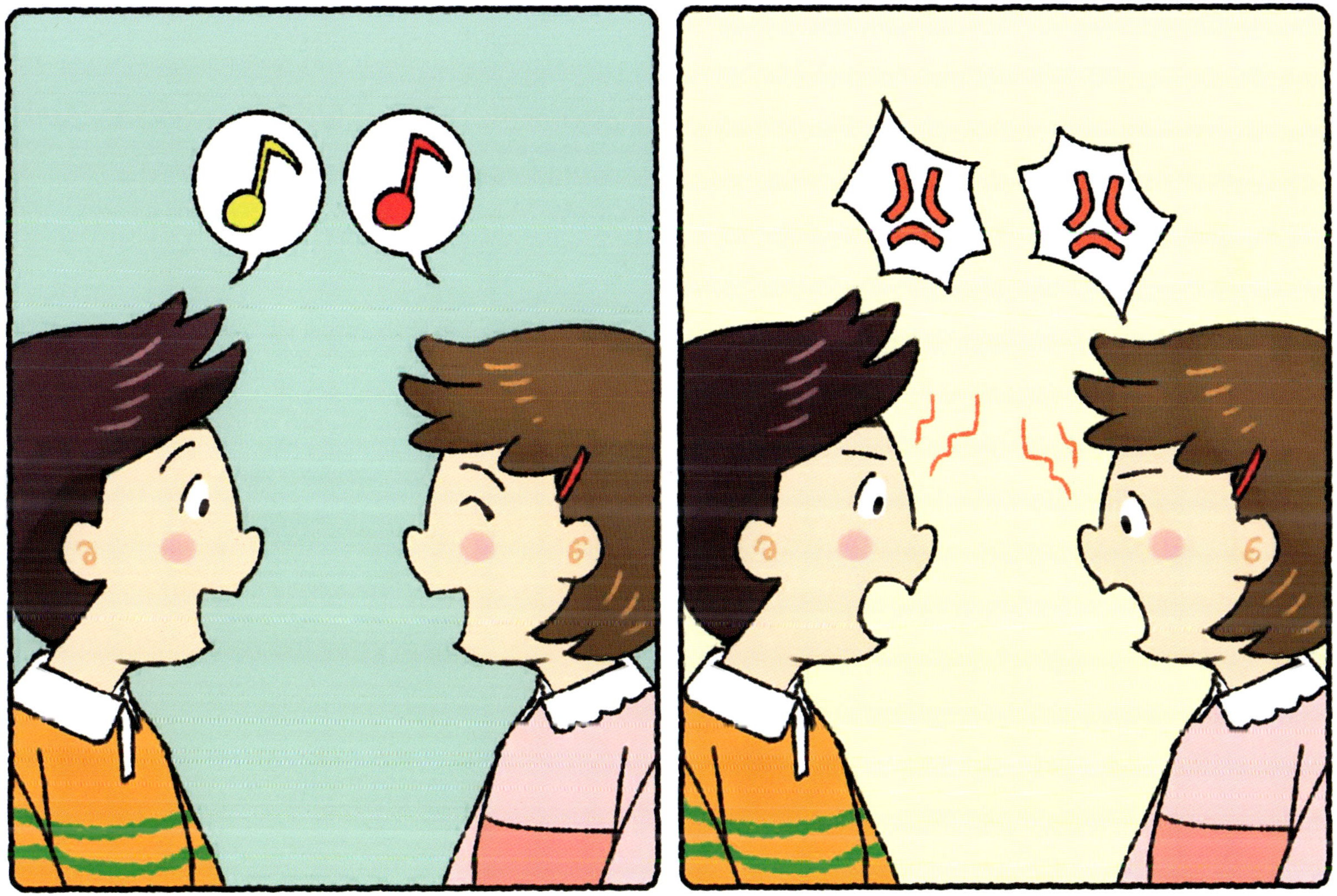

"크게 말했더니, 왜? 하더라."

26

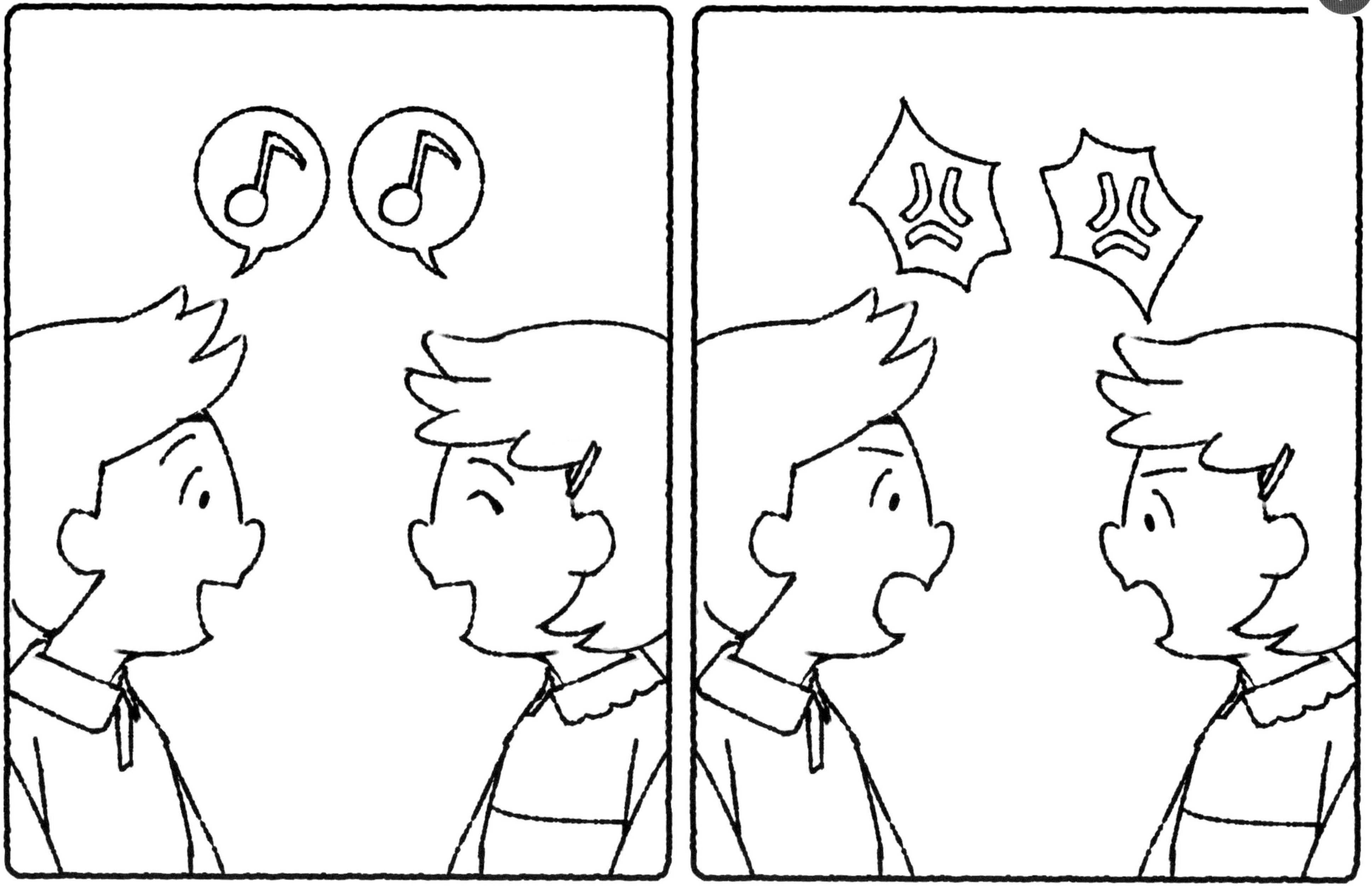

27 가지 많은 나무에 바람 잘 날 없다

• **의미**

자식을 많이 둔 어버이는
자식을 위하는 걱정이
한없이 많고,
또 할 일이 많아
편할 날이 없다는 뜻입니다.

• **비슷한 속담**

새끼 아홉 둔 소
길마 벗을 날 없다.

• **인성**

형제간의 우애가
부모님의 어려움을
덜어줍니다.

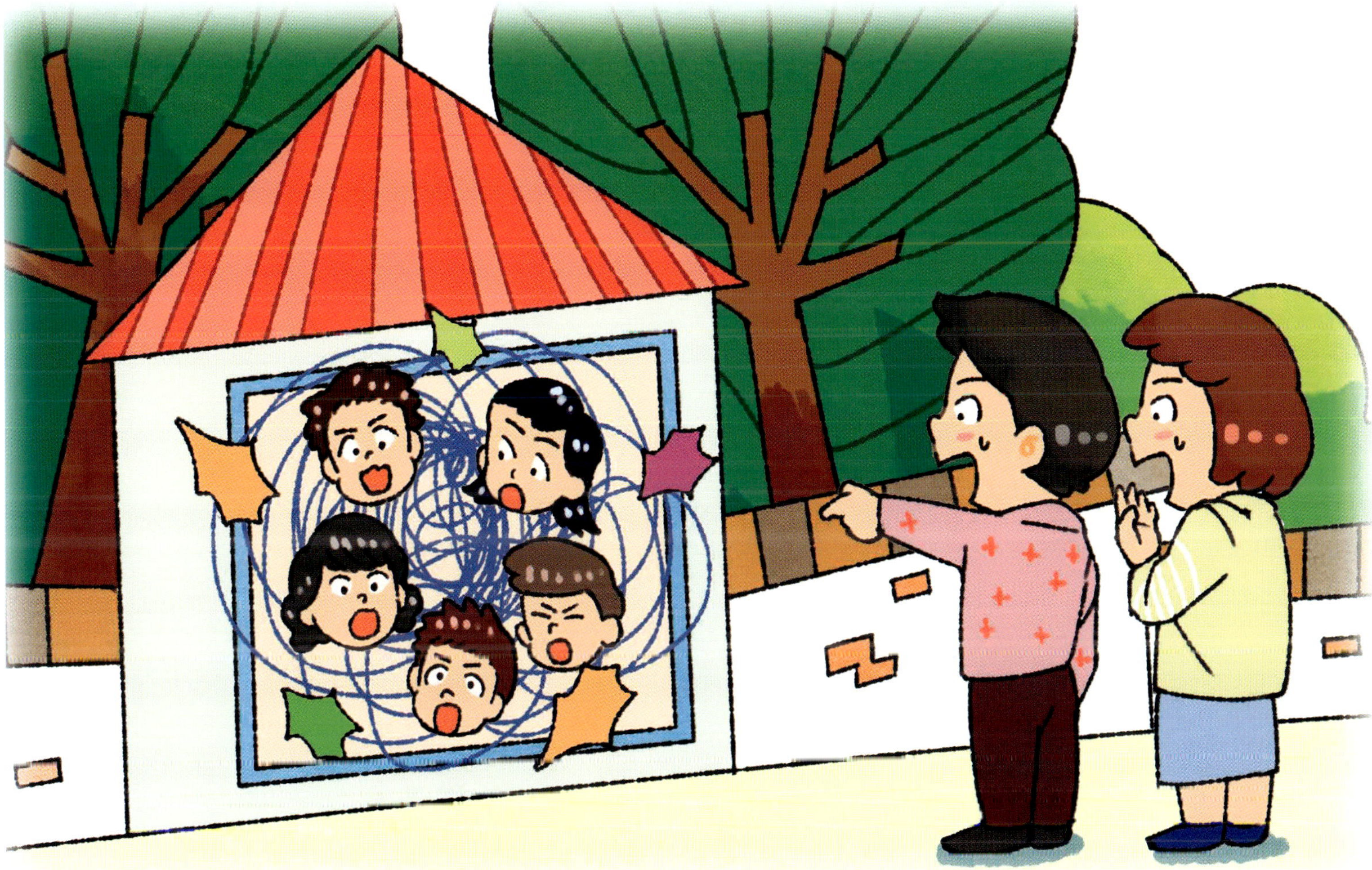

"그 집은 형제가 많아 시건 시고가 끊이질 않는다는군."

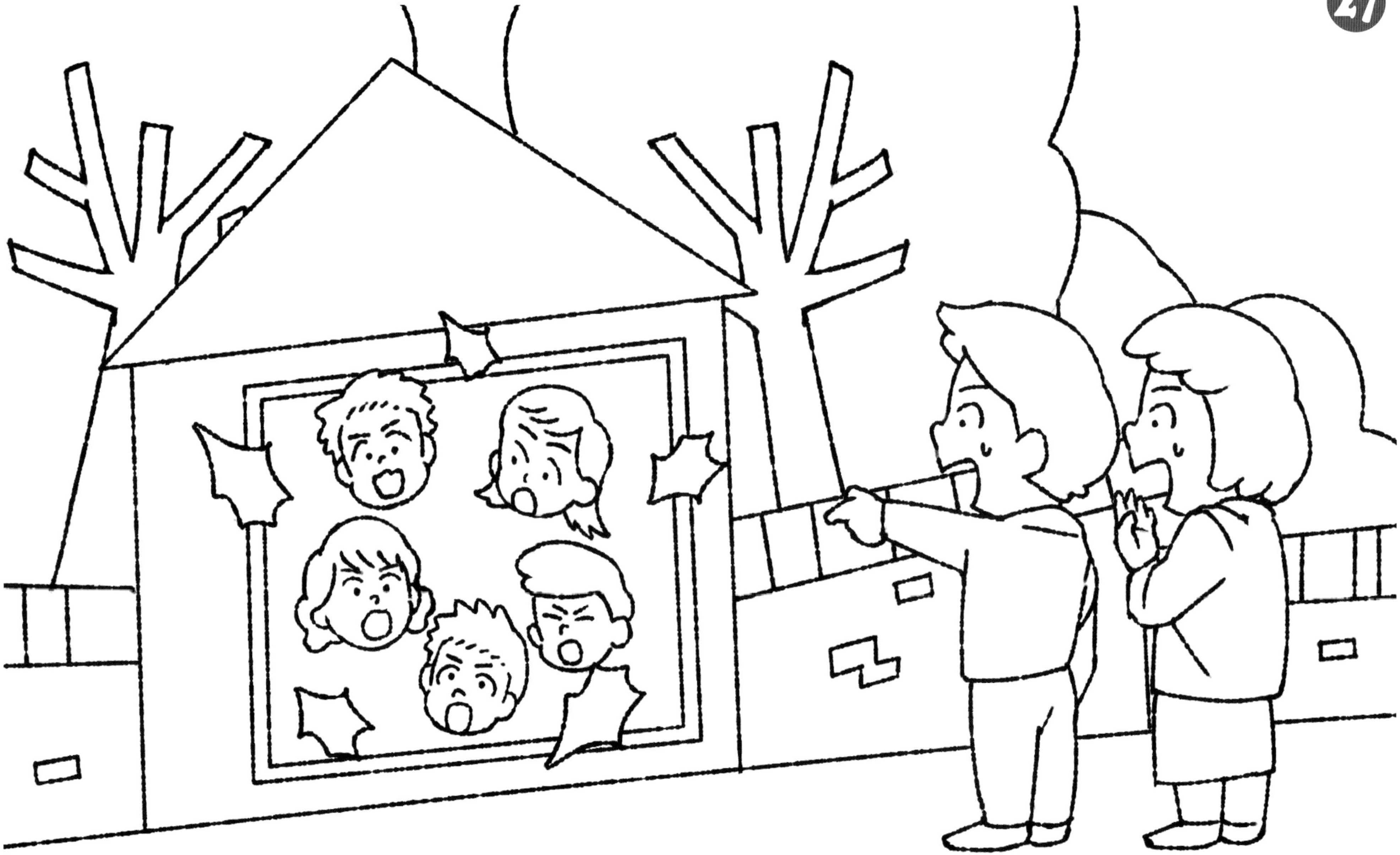

28 간에 붙었다 쓸개에 붙었다 한다

• 의미

간에 붙어 있든지,
쓸개에 붙어 있든지 둘 중
한 군데만 있을 일이지,
그때그때 자기에게
좋은 쪽으로 지조 없이
옮기는 모습을 말합니다.

• 비슷한 속담

박쥐 노릇.
화냥년 시집 다니 듯.

• 인성

자기의 이익만 따라서
이랬다저랬다 하는 것은
좋지 않습니다.

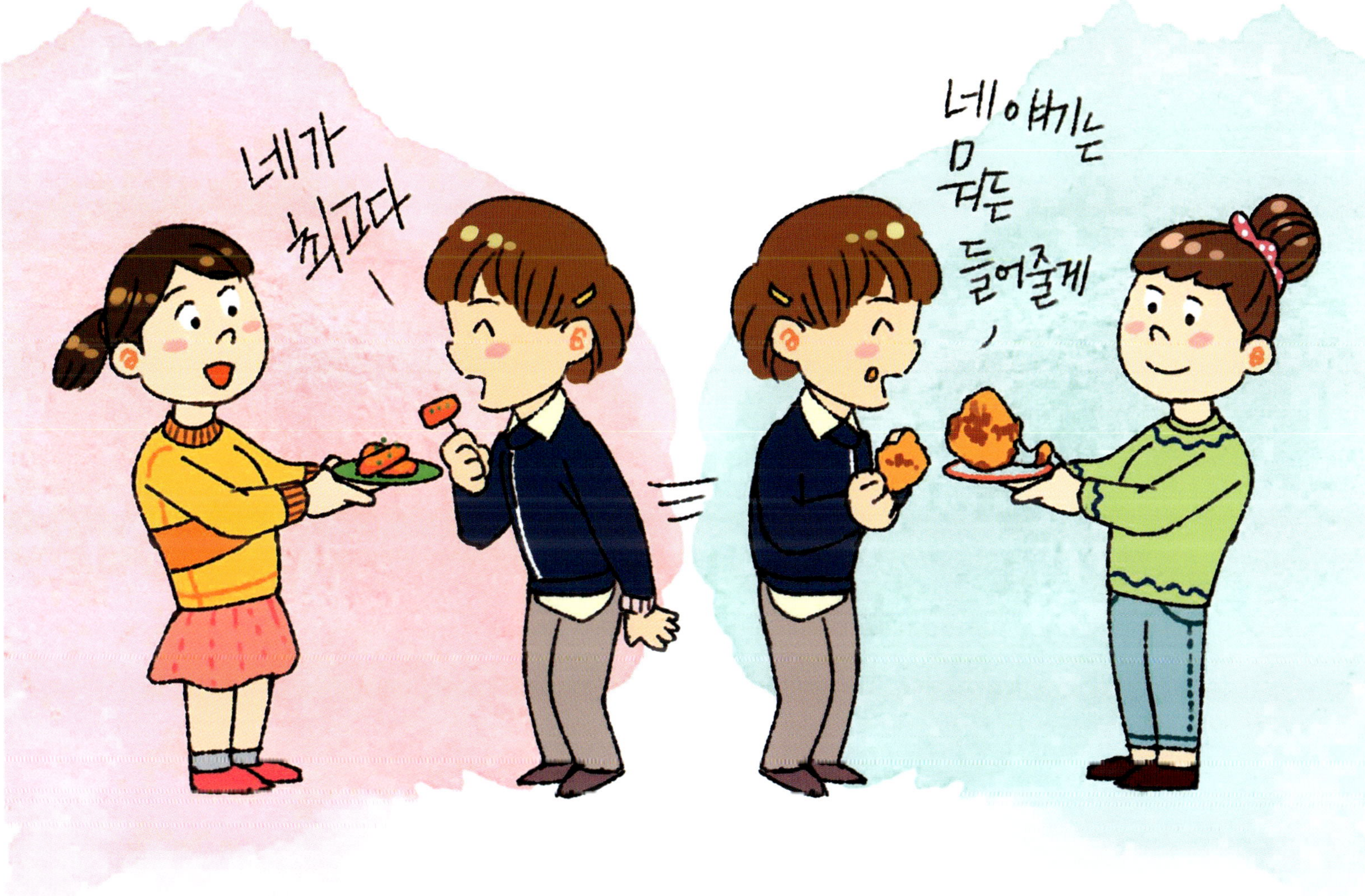

"내가 떡볶이를 사주며 부탁을 했던 친구가 다른 친구에게
치킨을 얻어먹더니 약속을 깨버렸어."

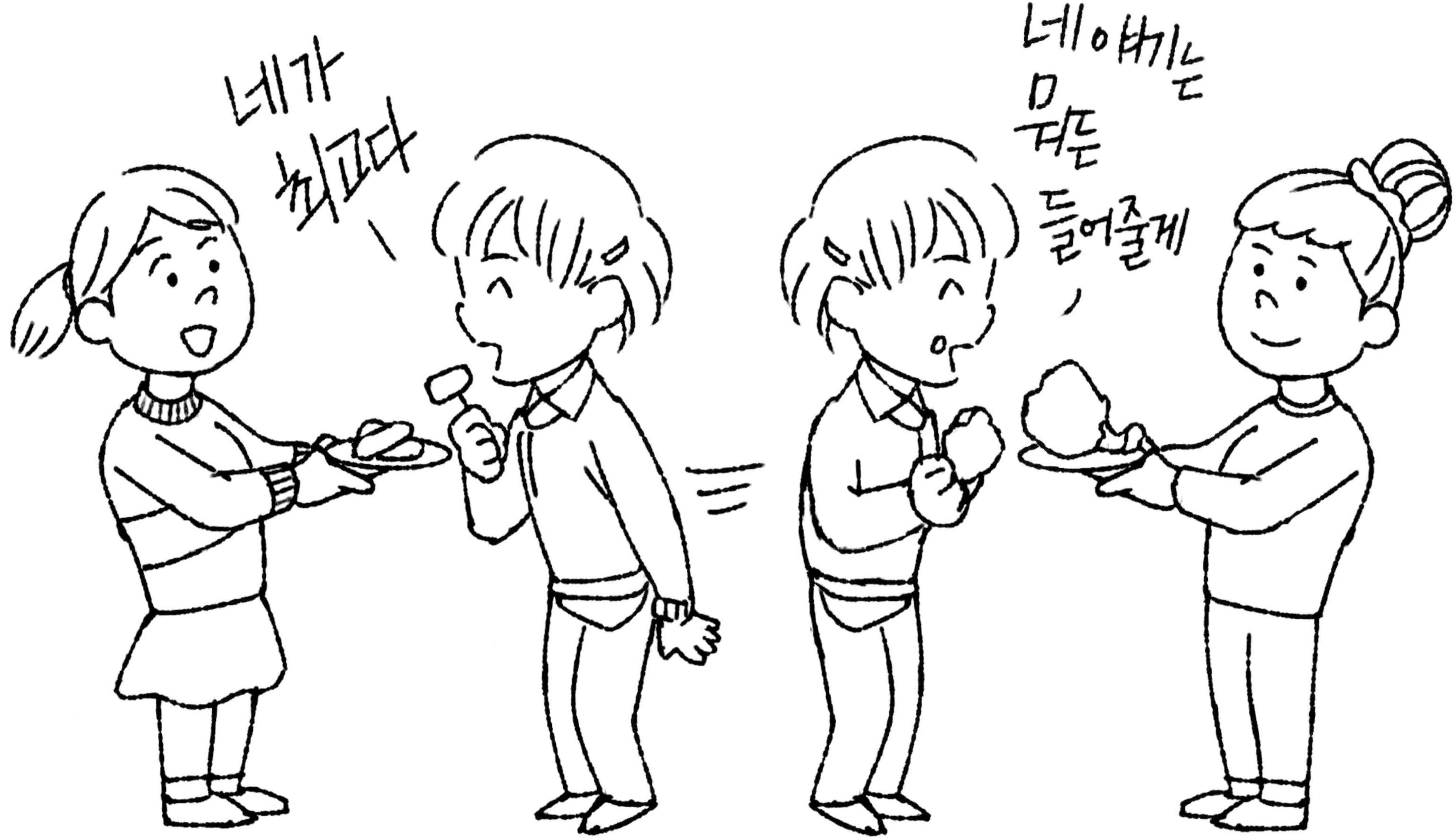
네가 최고다
네 얘기는 뭐든 들어줄게

29 가랑잎이 솔잎더러 바스락거린다 한다

• 의미

제 허물이 더 많은데 남의 허물만 나무란다는 뜻입니다.

• 비슷한 속담

서울바람이 봄바람보고 춥다 한다.

똥 묻은 개 재 묻은 개 나무란다.

• 인성

자기의 잘잘못은 알지 못한 채 남의 허물에 지나치게 나서는 것은 다른 사람의 눈총을 받을 일입니다.

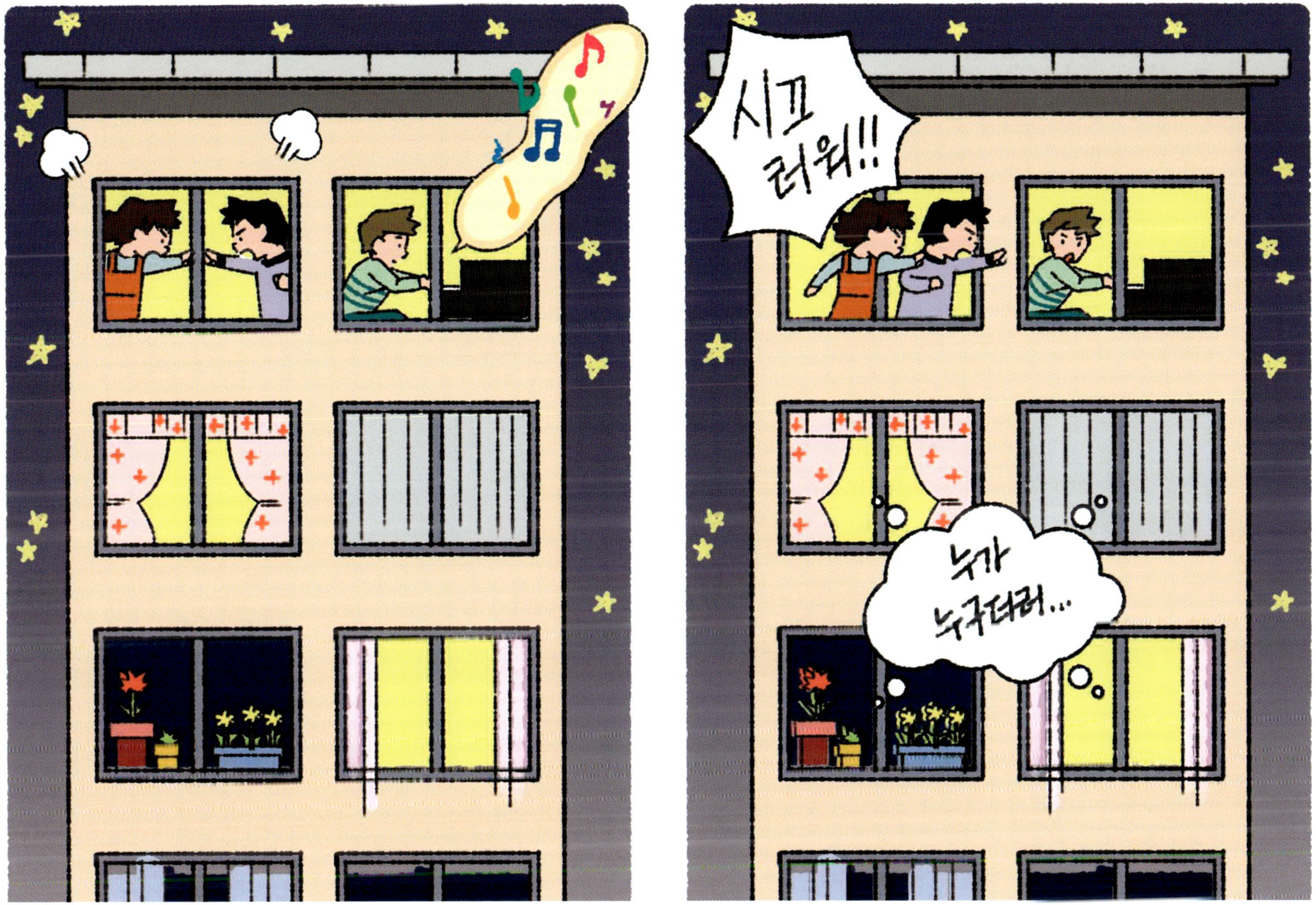

"하루 종일 부부싸움을 하는 윗집이 피아노 연습을 하는 학생이 사는 옆집을 찾아가 호통을 치는군."

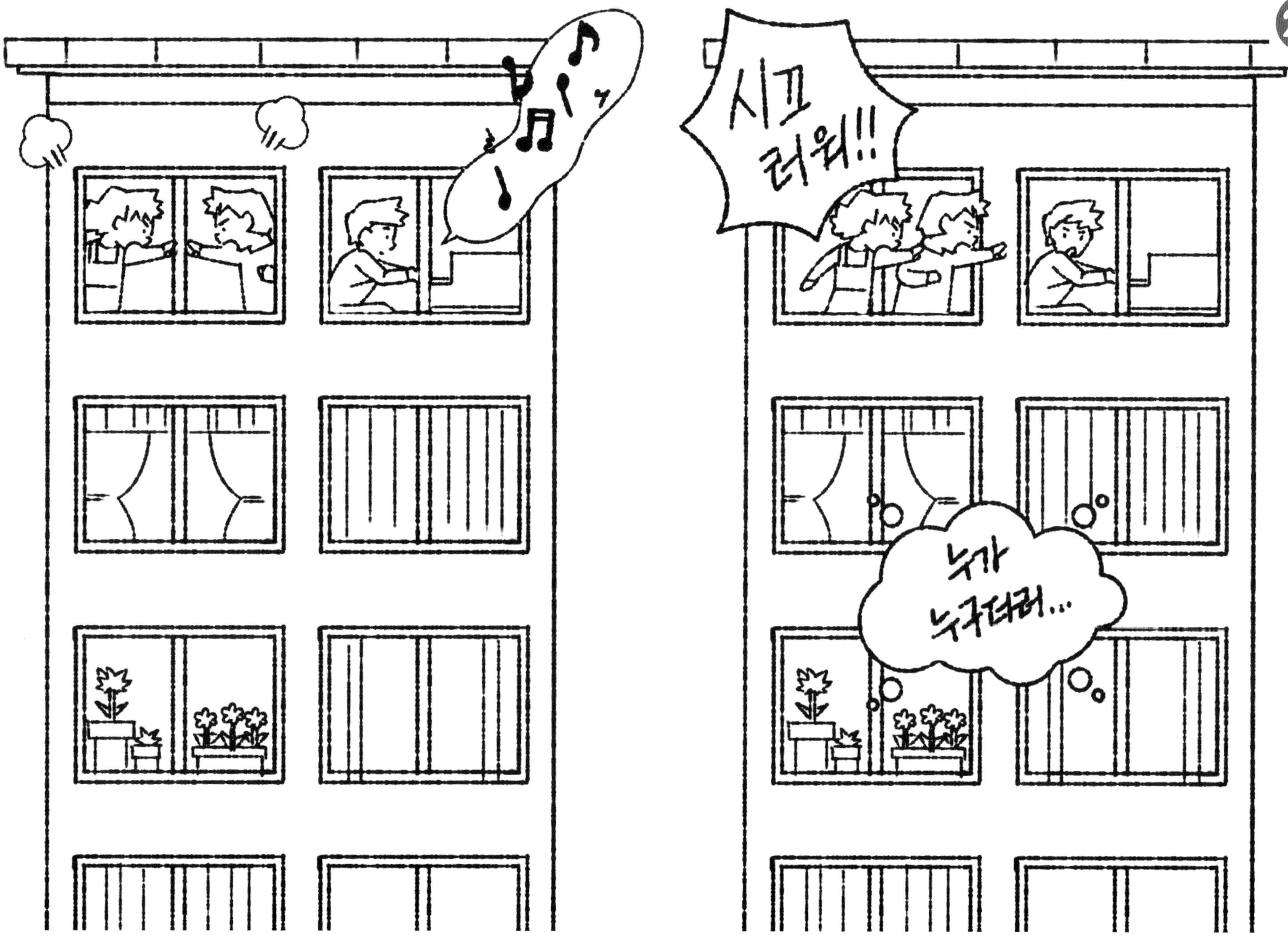
시끄러워!!
누가 누구더러...

30 같은 값이면 다홍치마

• 의미

이왕 같은 값이면
자기에게 이득이 많은 것을
고른다는 뜻입니다.

• 비슷한 속담

같은 값이면 검정소[검정돼지]
잡아먹는다.

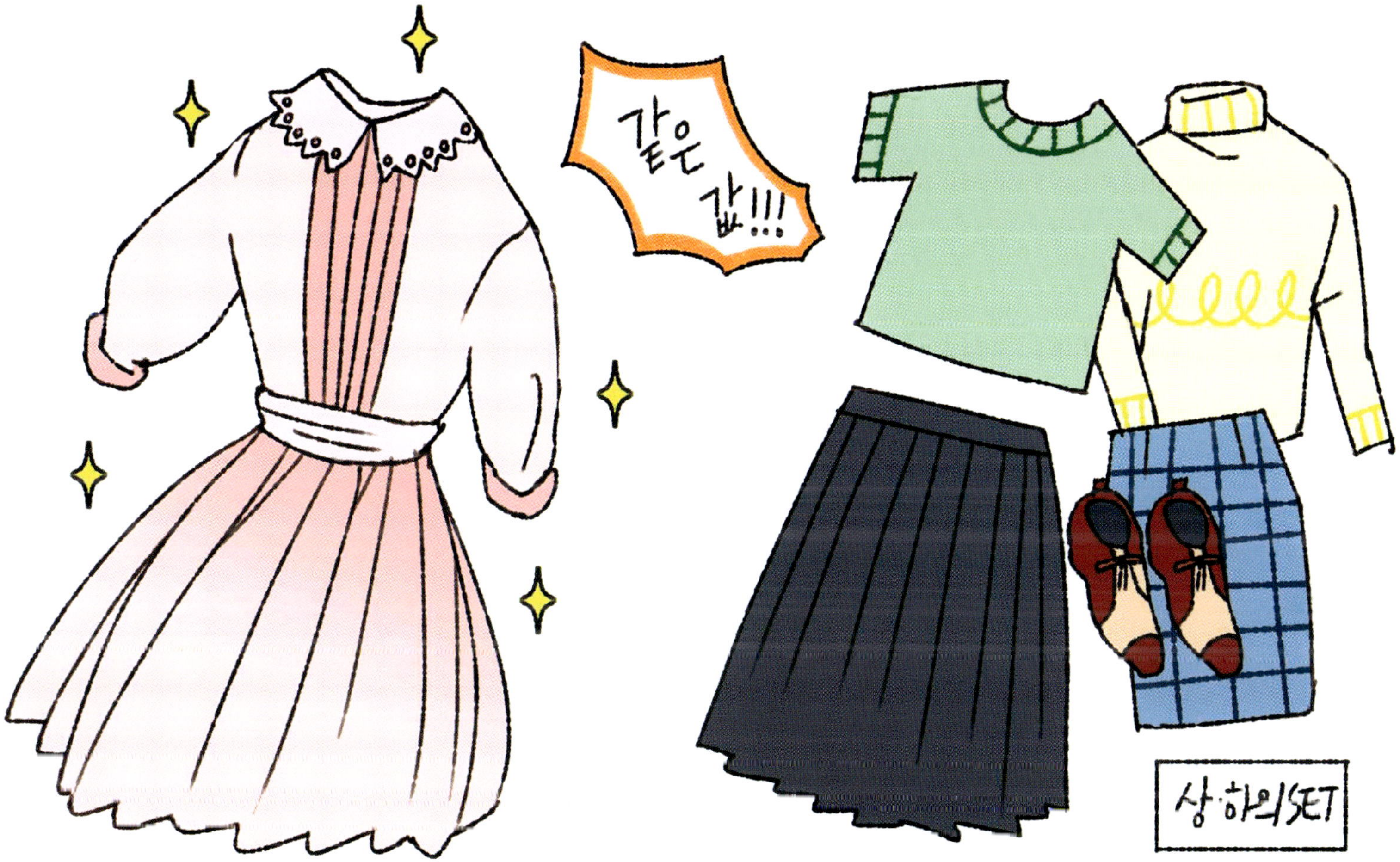

"같은 값이면 난 더 예쁜 것!"

"같은 값이면 난 양 많은 것!"

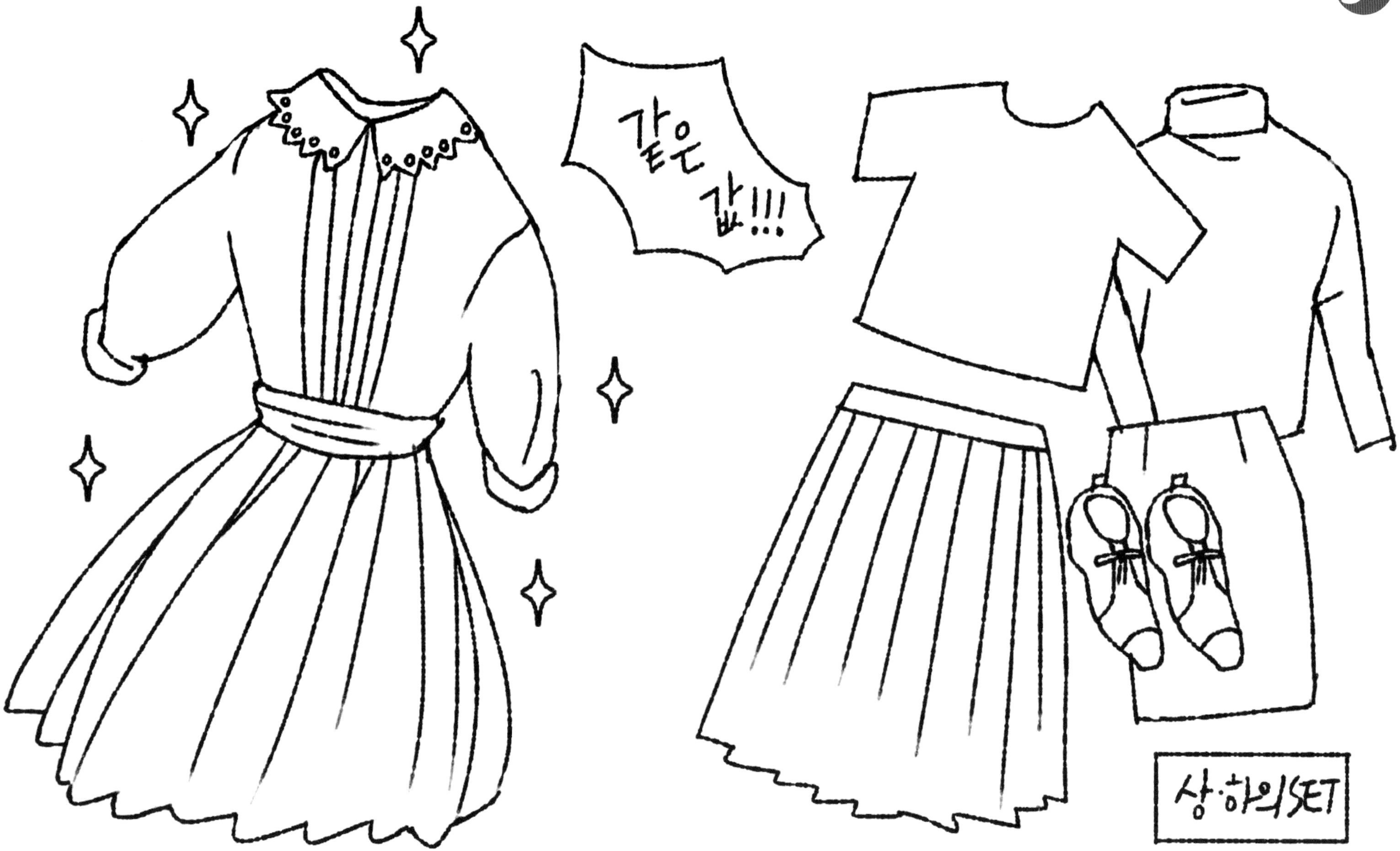
같은 값!!!
상·하의SET

31 개밥에 도토리

• 의미

개는 도토리를 먹지 않아서
밥 속의 도토리가 따로 남듯이
여러 사람과 함께 어울리지
못하는 사람을 가리키는
말입니다.

• 비슷한 속담

물 위의 기름.
찬물에 기름방울 떠돌 듯.

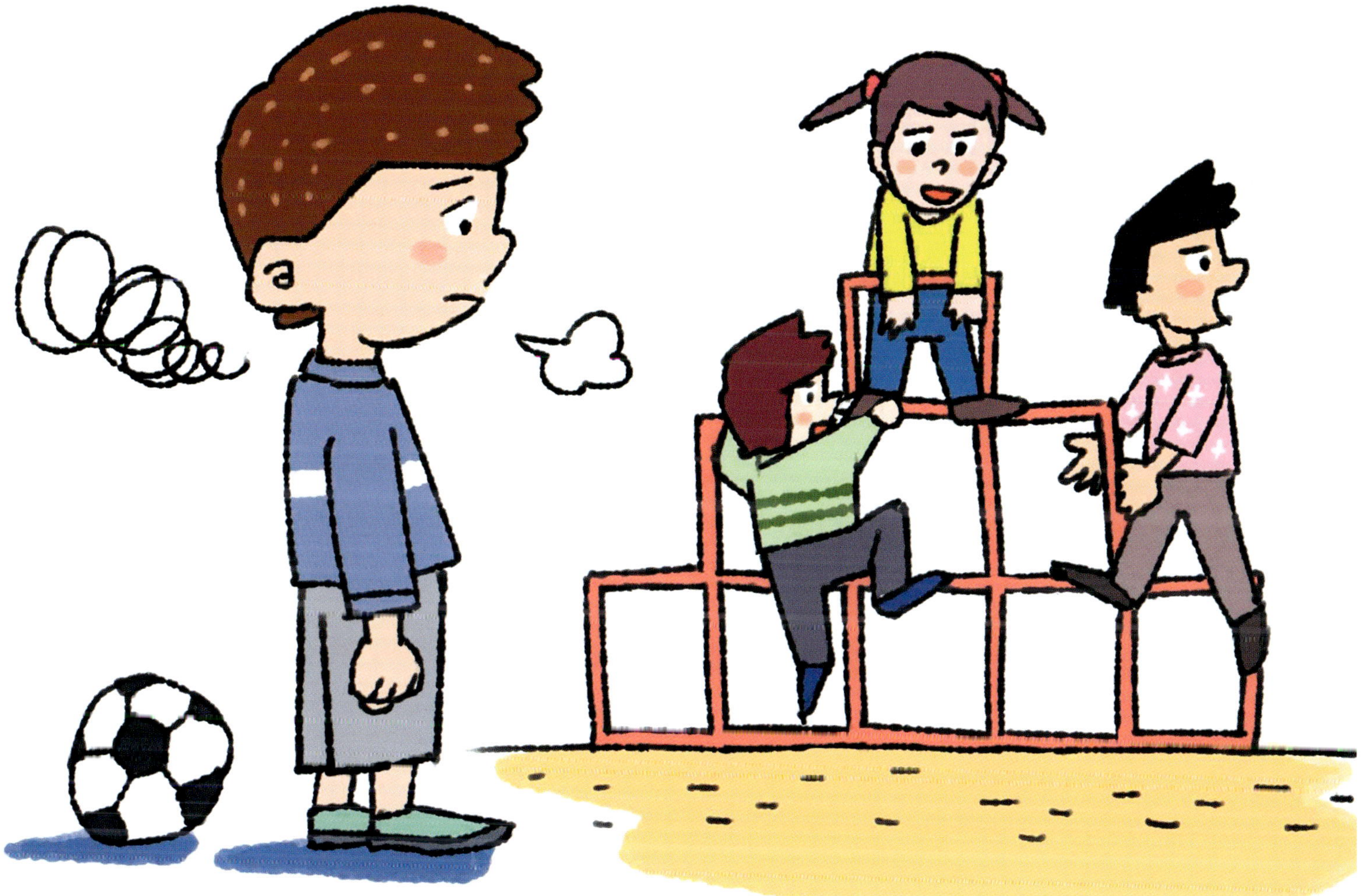

"어디에도 어울리지 못하네."

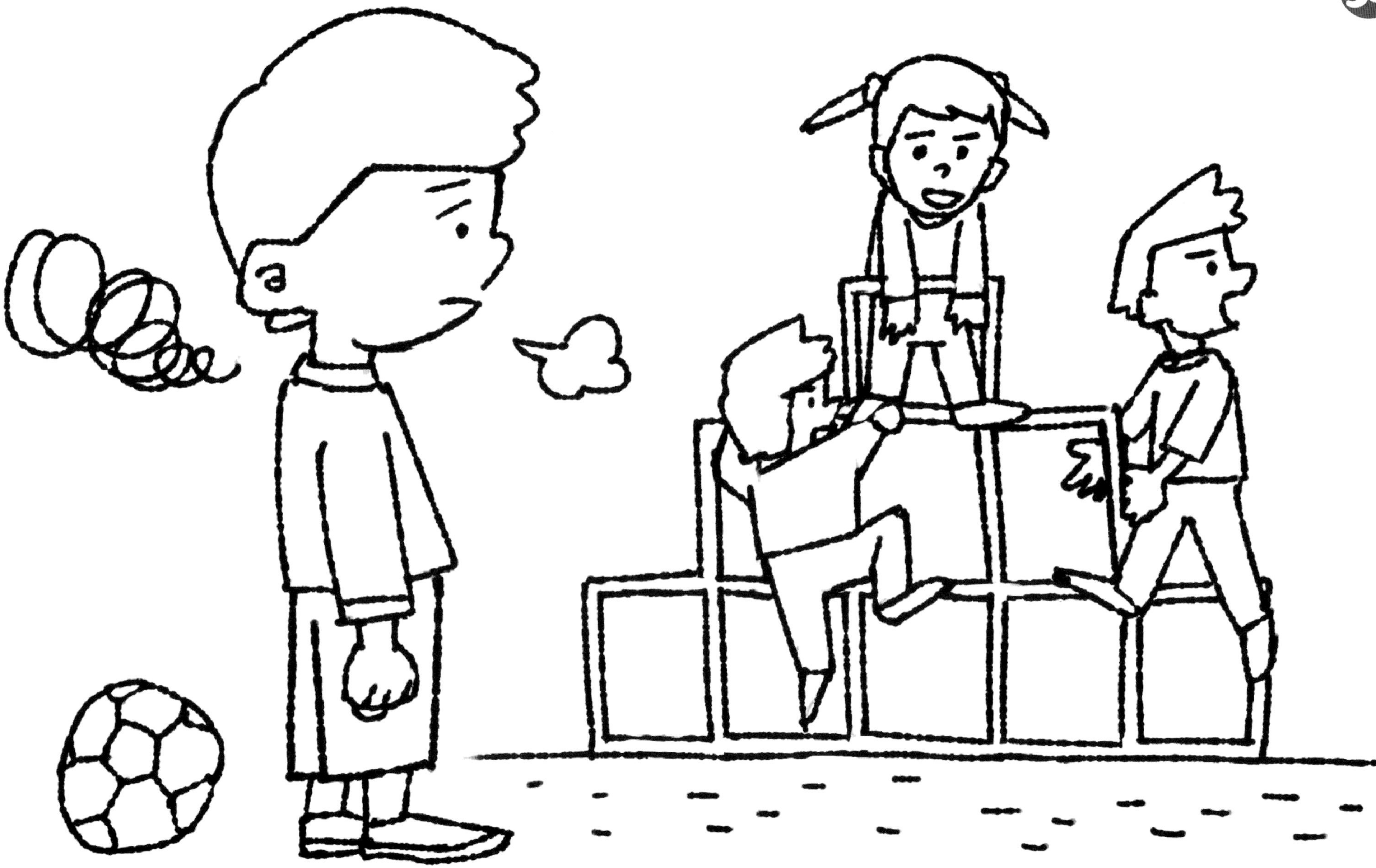

32 고기는 씹어야 맛이고 말은 해야 맛이다

• **의미**

마음속의 것은 말을 해야만
알 수 있다는 의미로,
필요한 말이나 행동은
꼭 해야 한다는 뜻입니다.

• **비슷한 속담**

말을 안 하면 귀신도 모른다.
벙어리 속은 어미도 모른다.

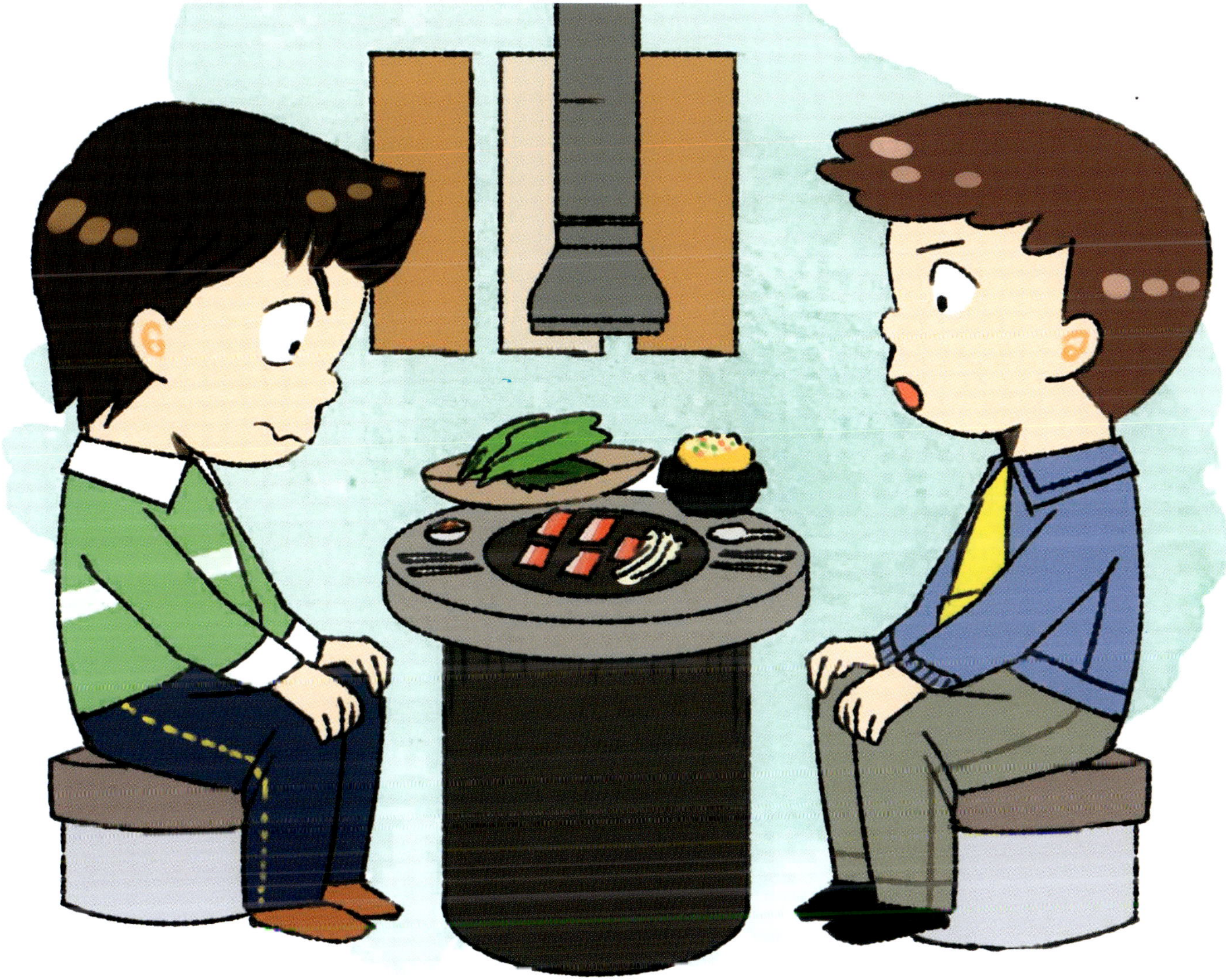

"우물쭈물 하지 말고 할 말이 있으면 시원하게 해봐!"

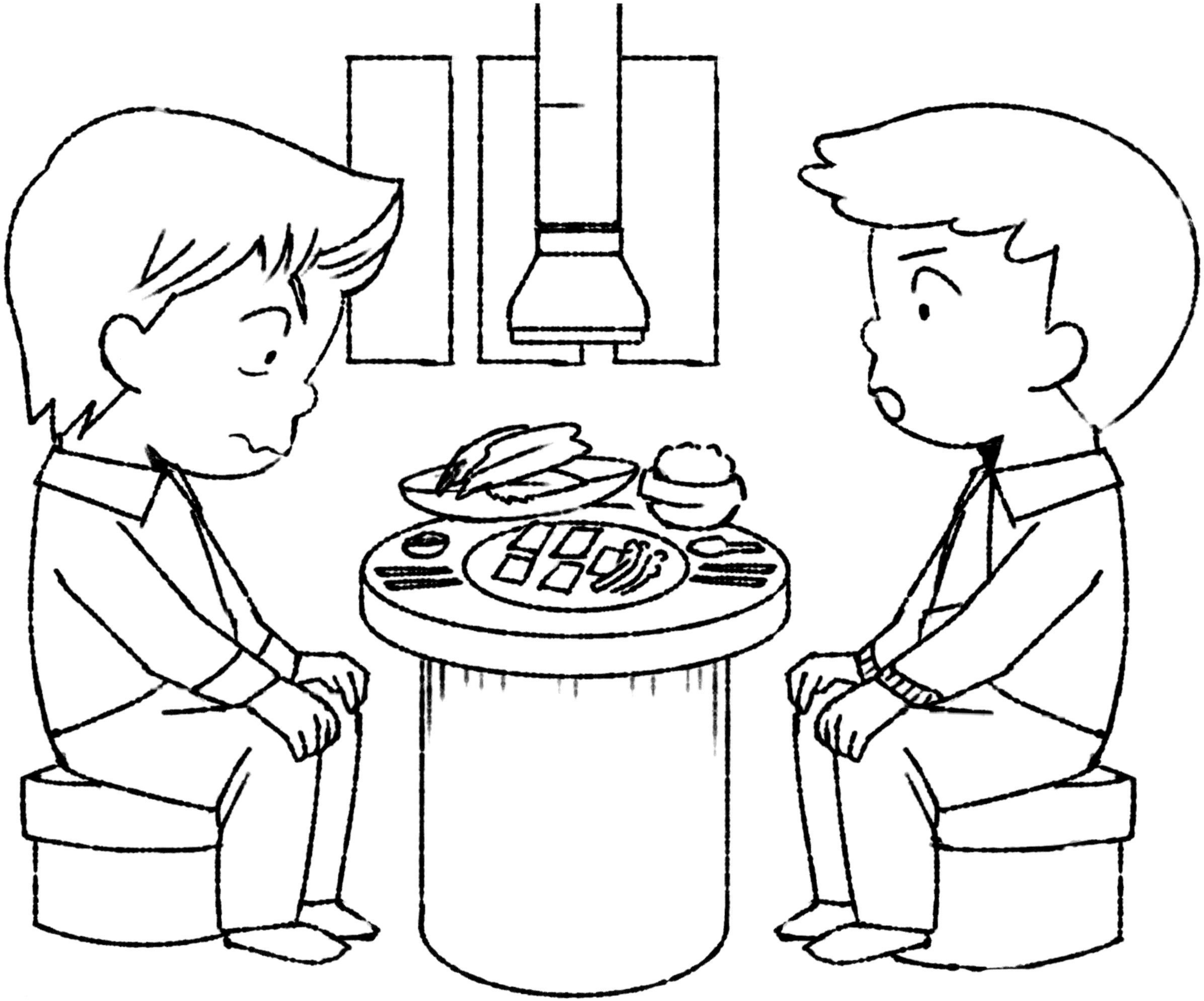

33 달면 삼키고 쓰면 뱉는다

- **의미**

신의를 돌보지 않고
자기의 이익만을 꾀한다는
뜻입니다.

- **비슷한 속담**

추우면 다가서고
더우면 물러선다.

좋은[먹는] 일에는 남이요,
궂은 일에는 일가다.

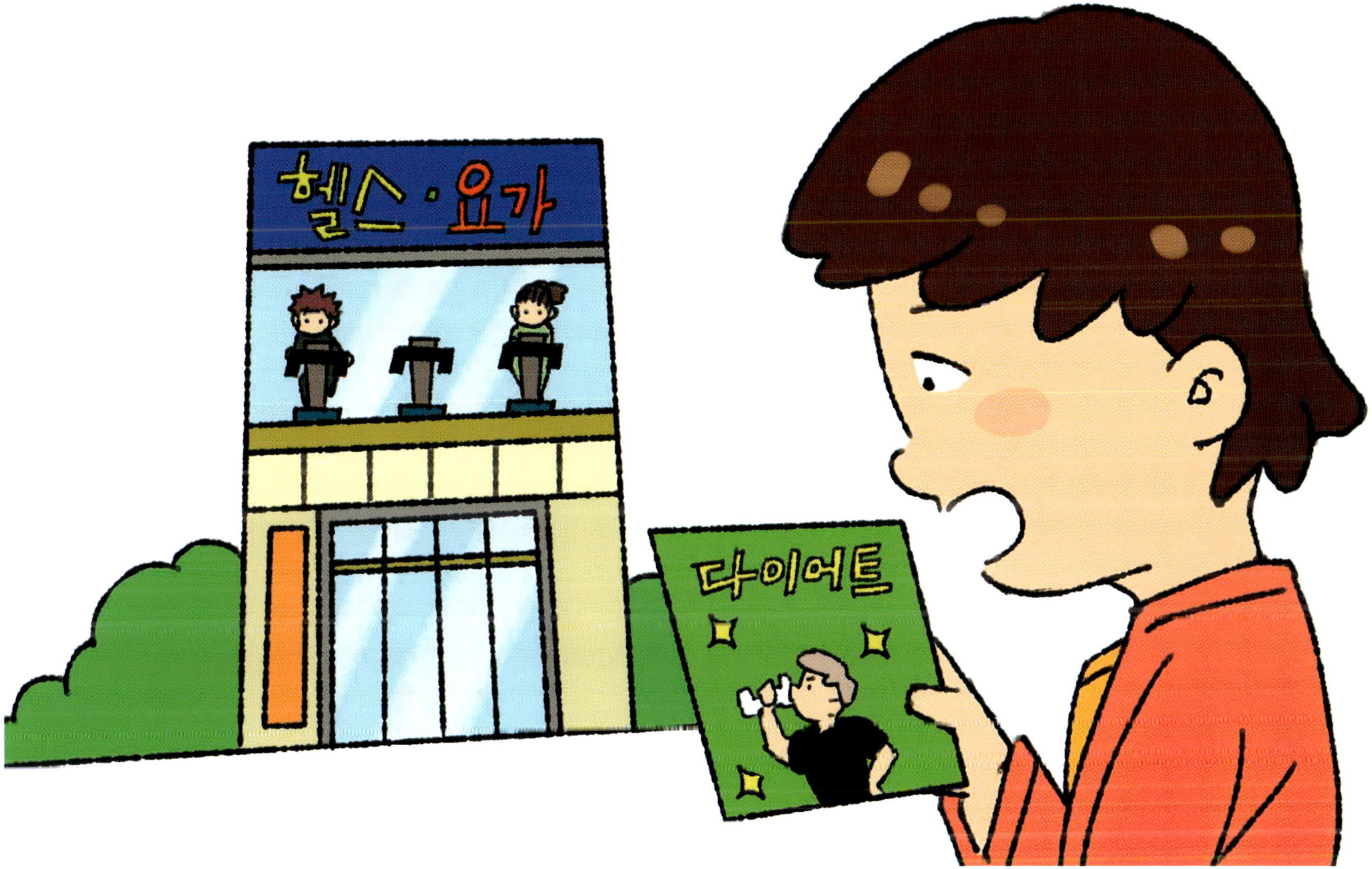

"살이 빠지면 하고 힘들면 안 할래."

33

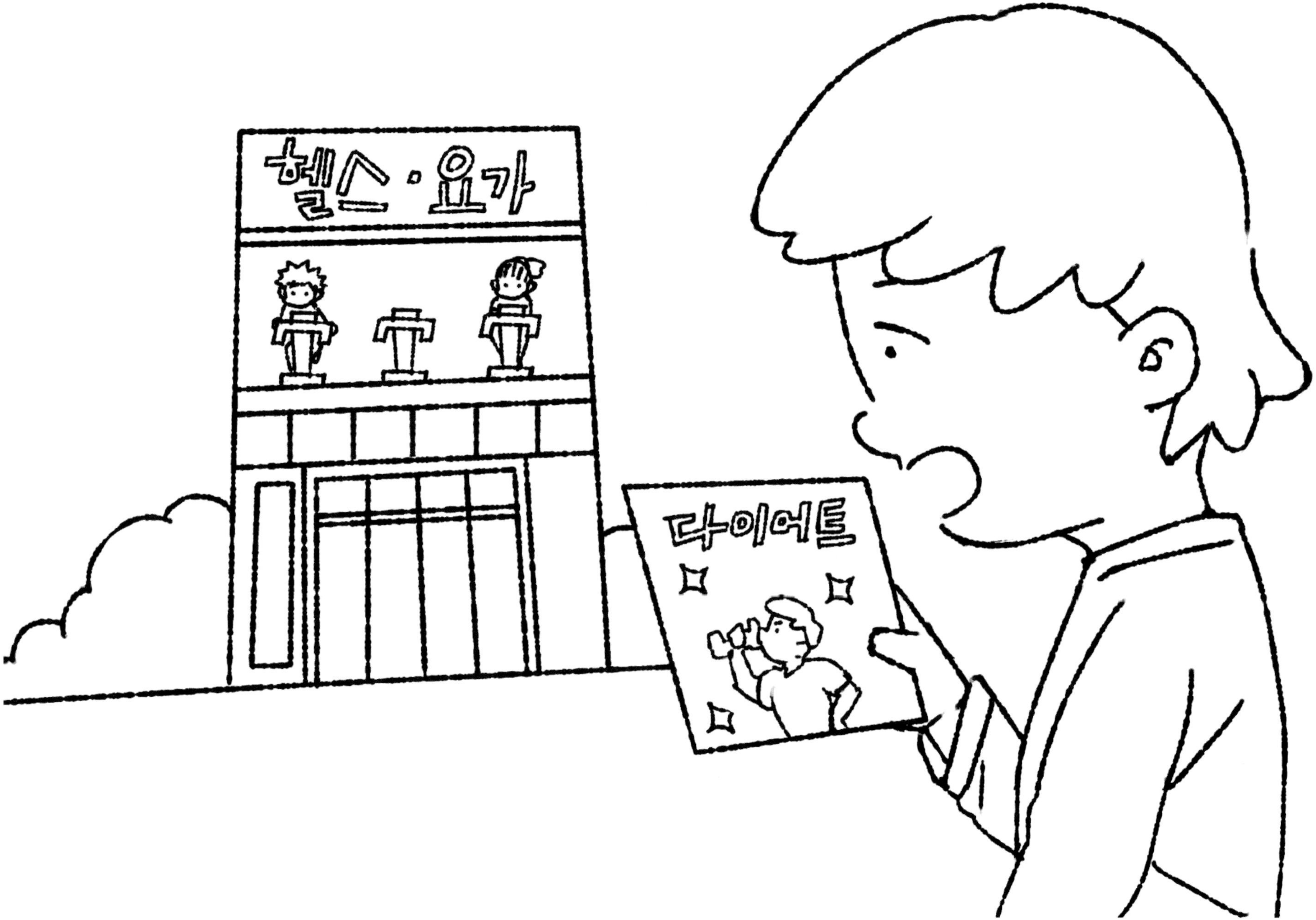

34 가랑비에 옷 젖는 줄 모른다

• 의미

가늘게 내리는 가랑비는 조금씩 젖어들기 때문에 옷이 젖는 줄을 금방 깨닫지 못한다는 말입니다.

아무리 사소한 것이라도 자꾸 거듭되면 무시하지 못할 일이 된다는 뜻입니다.

• 비슷한 속담

마른 나무 좀 먹듯 한다.

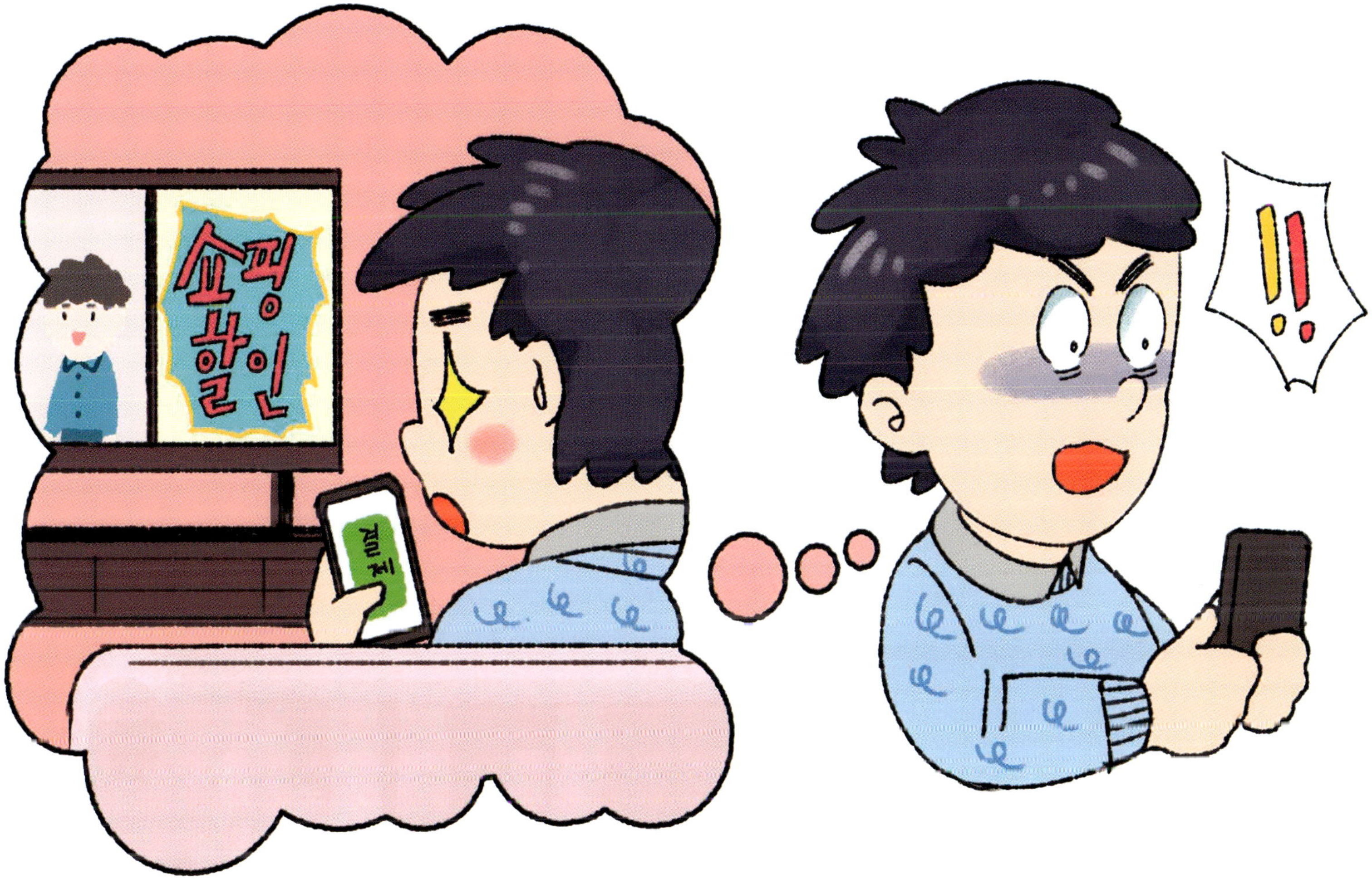

"소액결제 몇 번 했을 뿐인데 한 달 용돈이 모두 날아가다니."

34

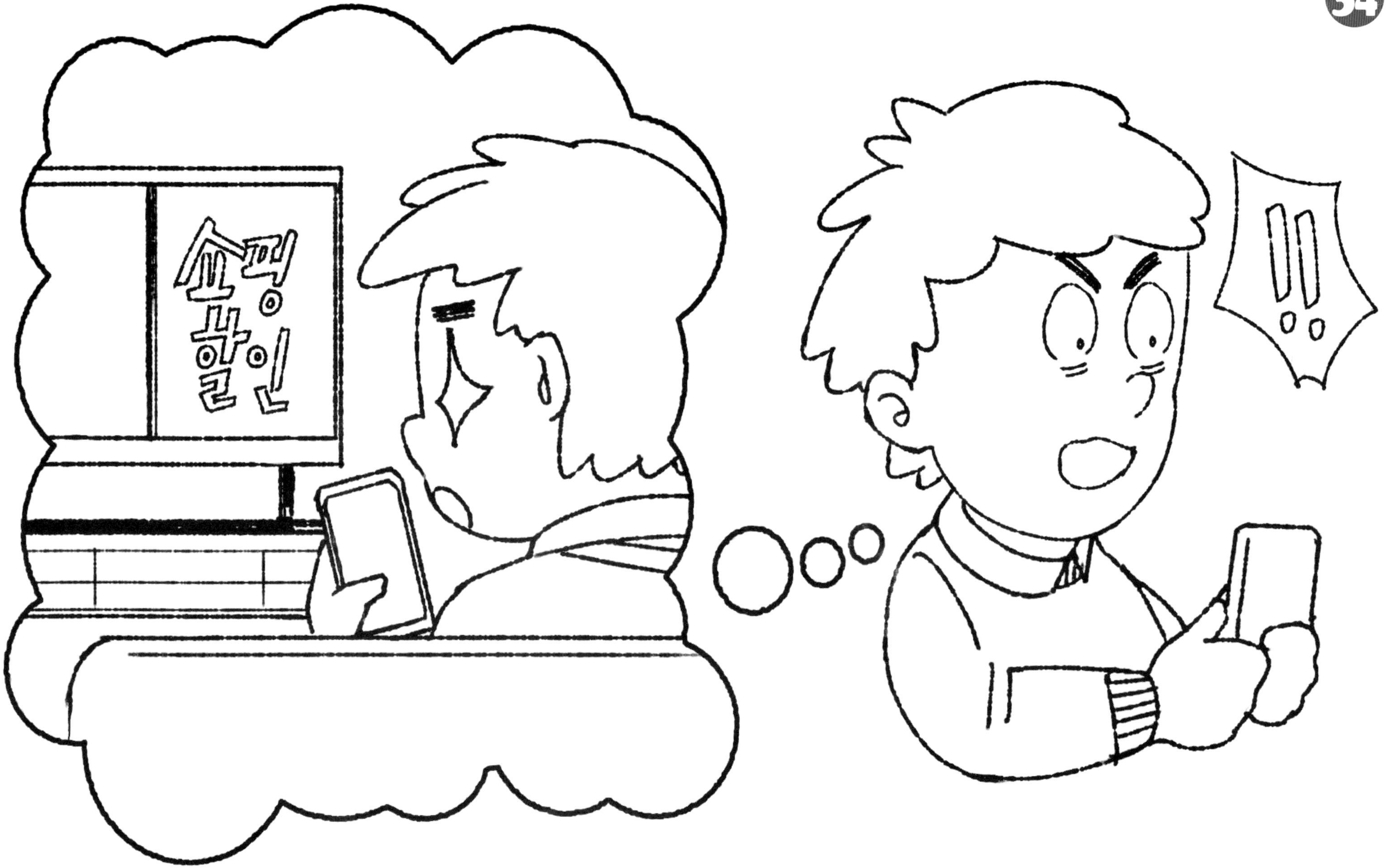

35 그림의 떡

• **의미**

아무리 마음에 들어도 차지할 수 없는 경우를 이르는 말입니다.

• **비슷한 속담**

그림의 선녀.
꿈에 본 돈 천 냥.

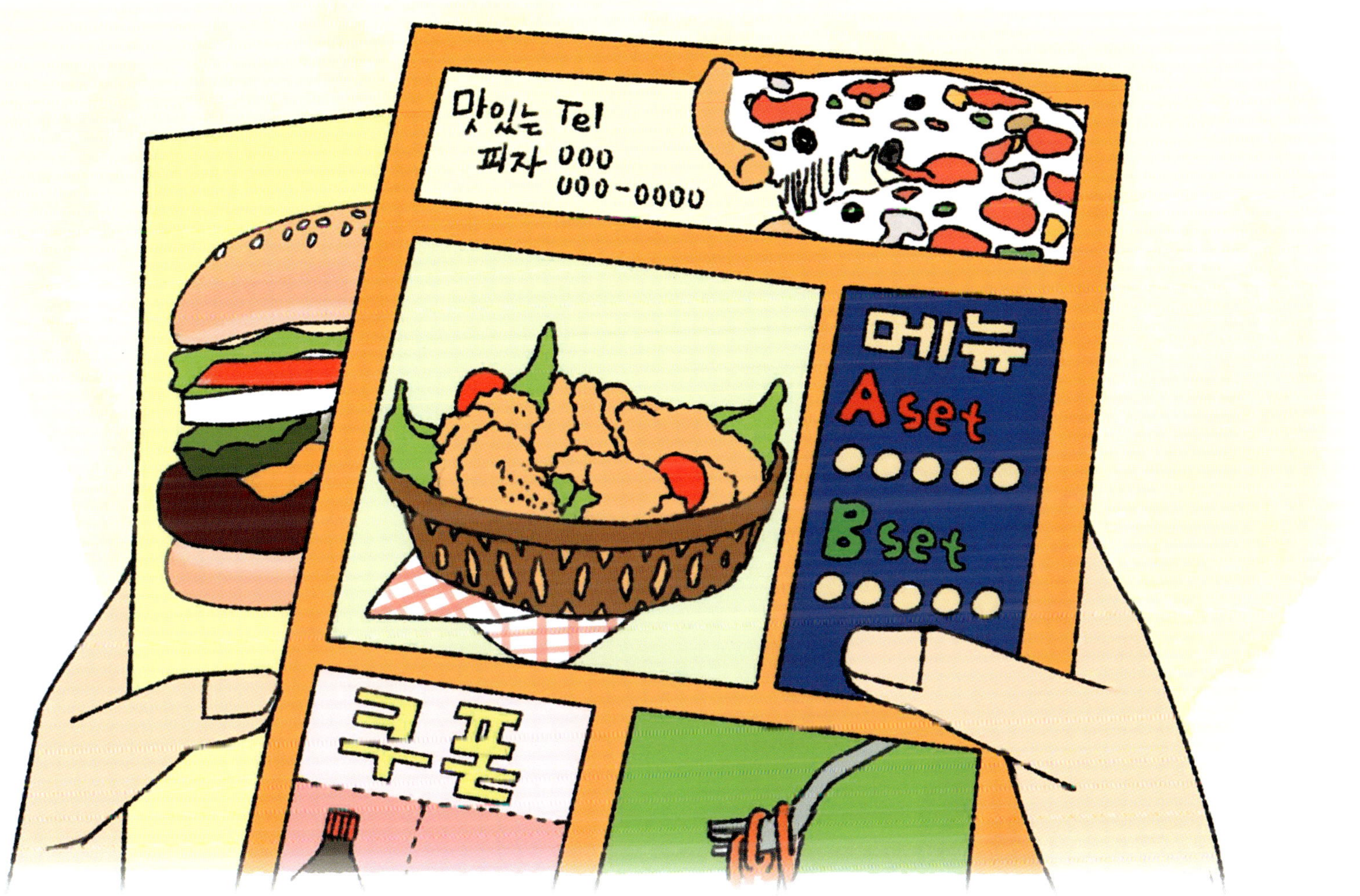

"너무 먹고 싶은데 광고지일 뿐이네!"

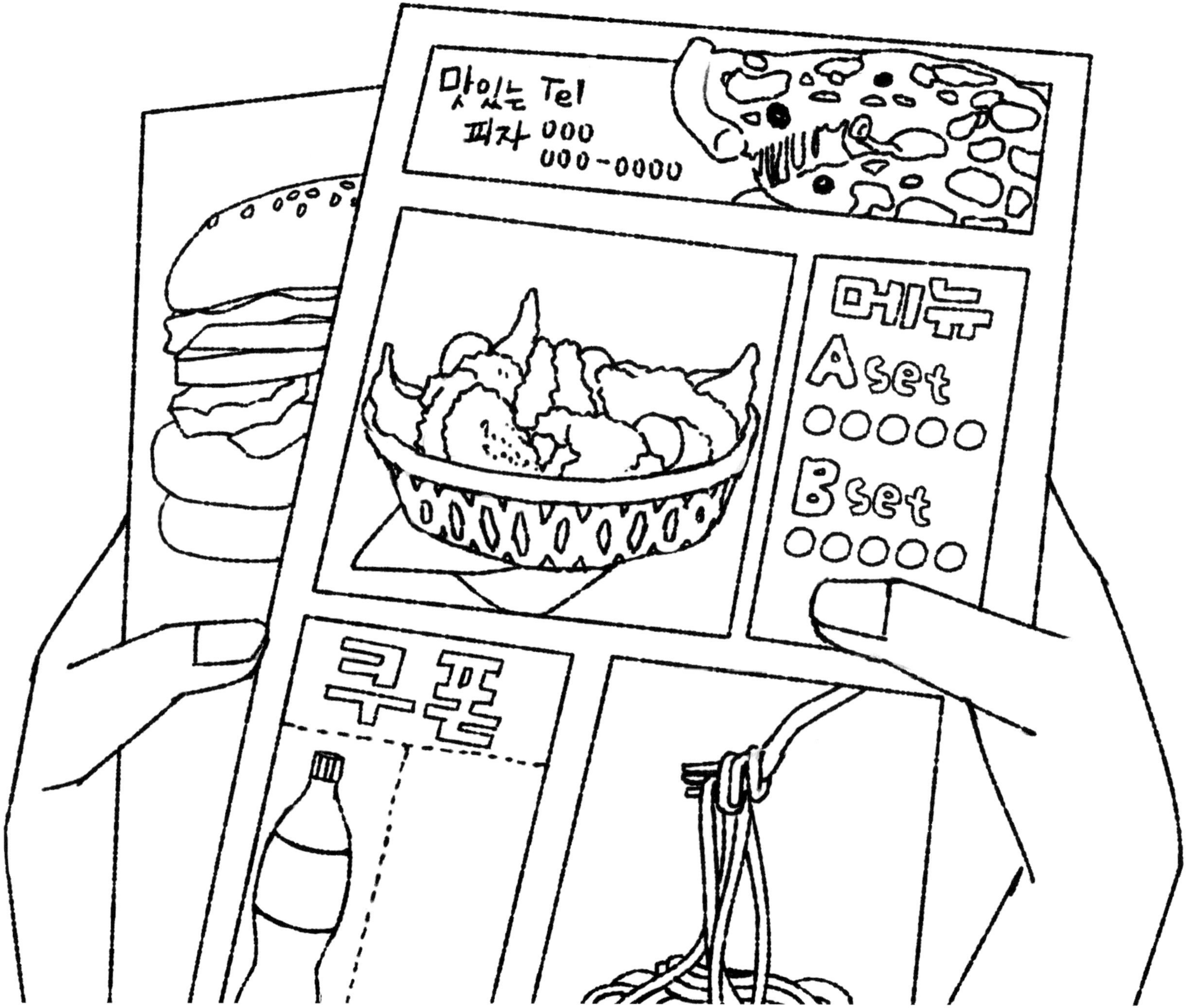
맛있는 Tel
피자 000
000-0000
메뉴
A set
B set
쿠폰

36 간에 기별도 안 간다

• **의미**

먹은 것이 너무 적어
먹으나 마나 하다는
뜻입니다.

• **비슷한 속담**

간에 차지 않다.
범 나비 잡아먹듯.
누구 코에 붙이려고.

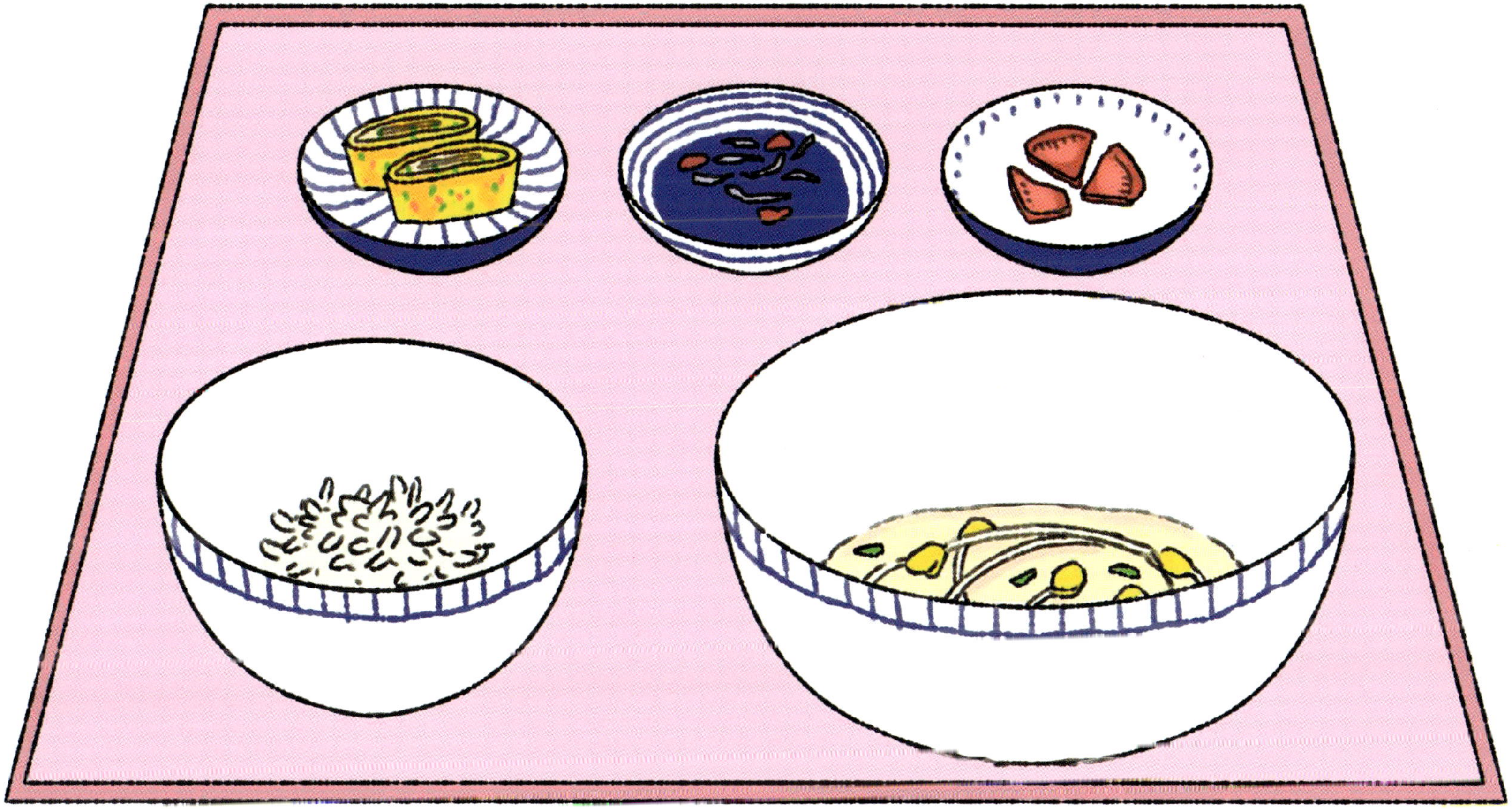

"이걸 먹고 양이 차?"

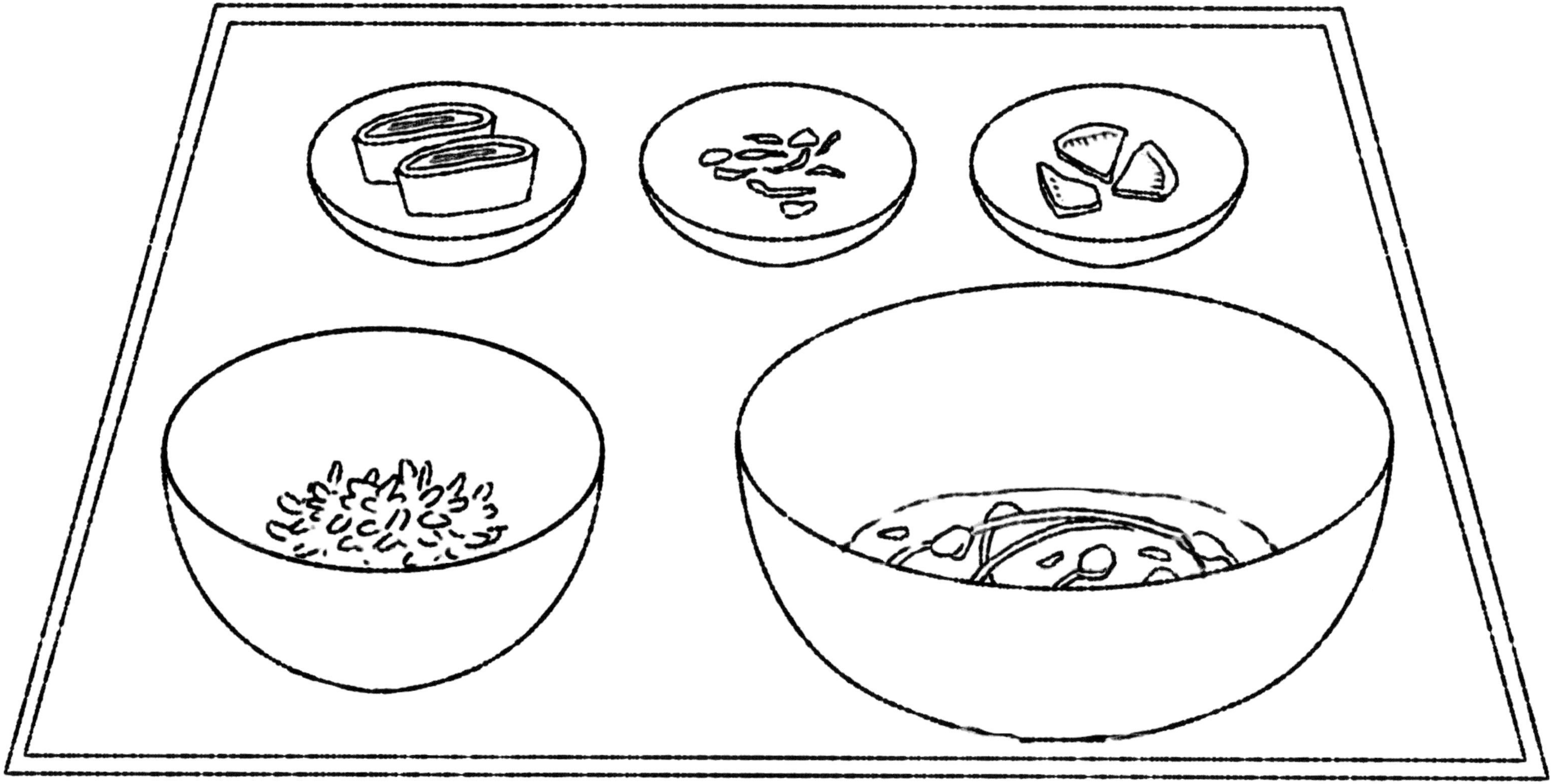

37 구슬이 서 말이라도 꿰어야 보배

• 의미

아무리 좋은 것이라도
쓸모 있게 만들어놓아야
값어치가 있다는 뜻입니다.

• 비슷한 속담

부뚜막의 소금도
집어넣어야 짜다.

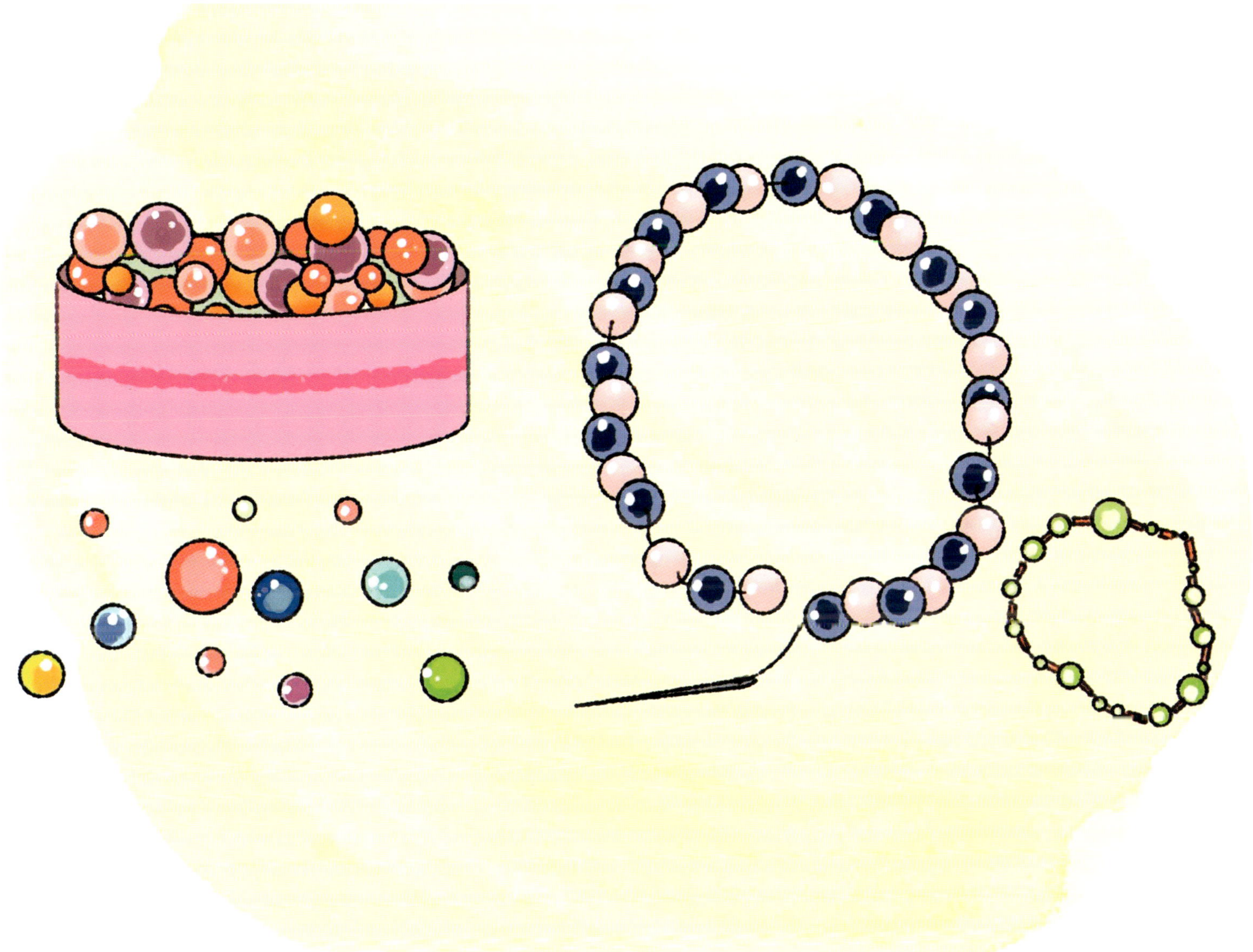

"꿰니까 팔찌도 되고 목걸이도 되네."

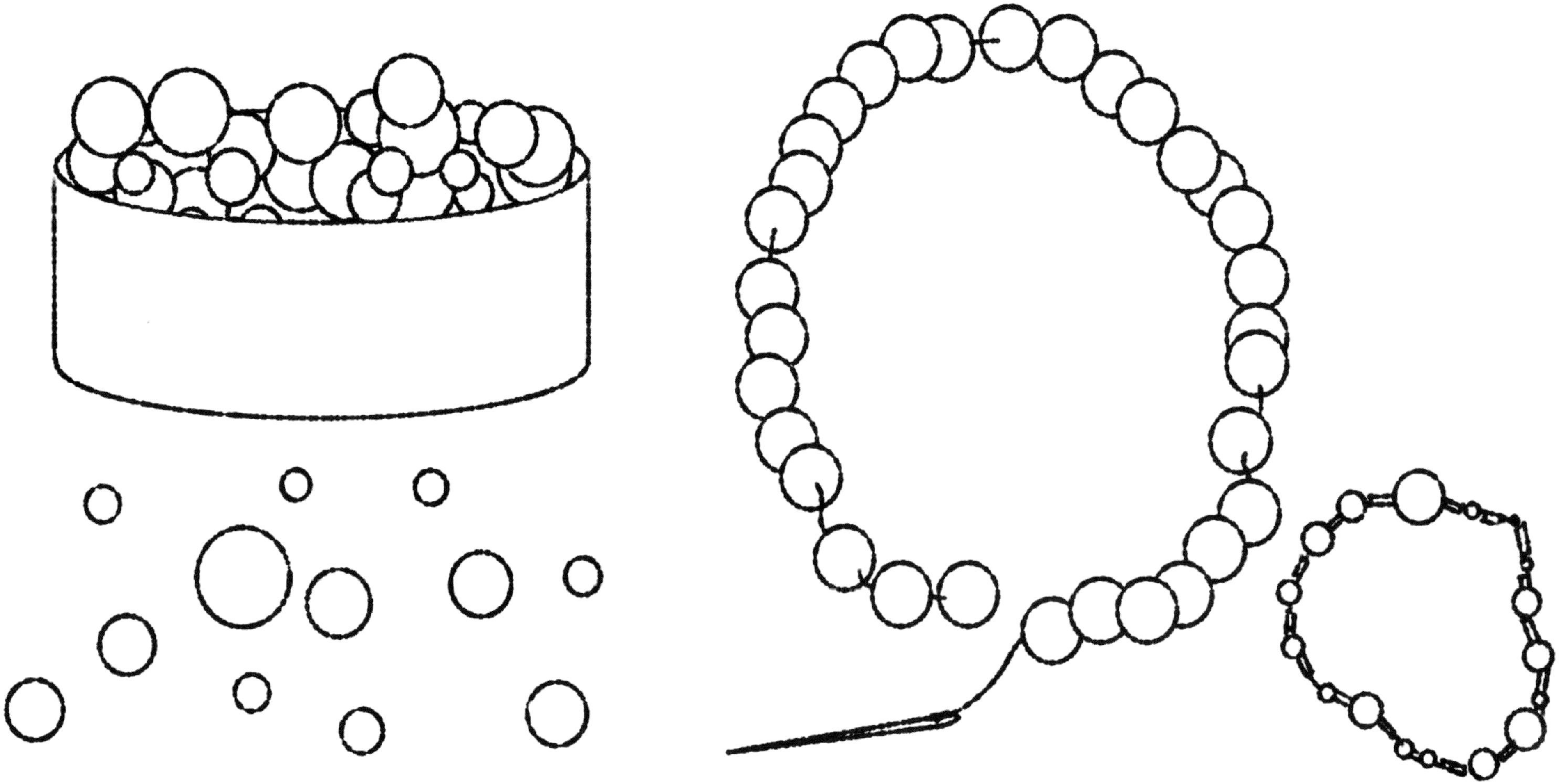

38 귀에 걸면 귀걸이 코에 걸면 코걸이

- **의미**

  정해놓은 것이 아닌데
  둘러대기에 따라
  이렇게도 되고
  저렇게도 된다는 말입니다.

- **비슷한 속담**

  귀 막고 방울 도둑질한다.

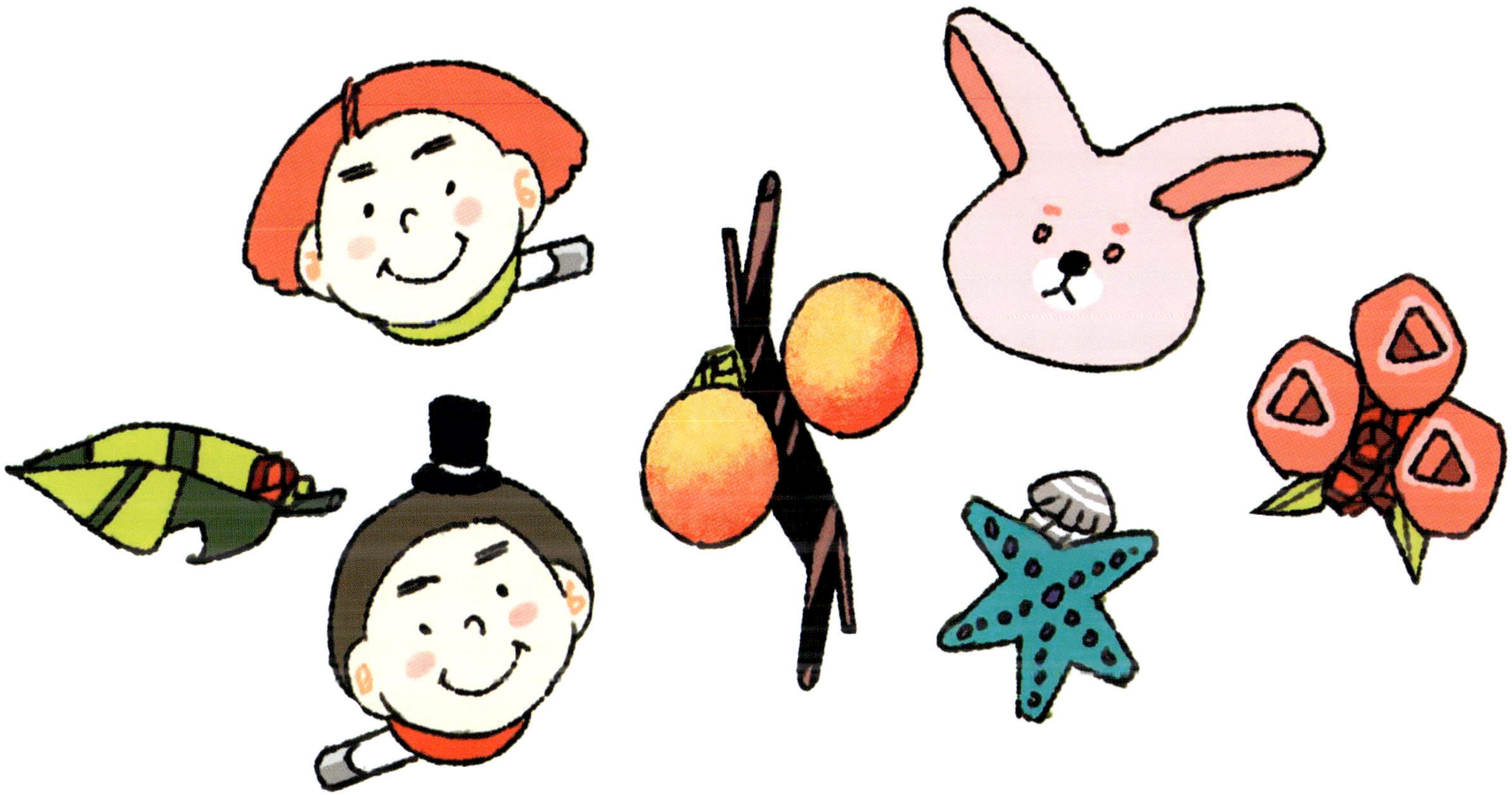

"옷에 달려고 브로치를 샀는데, 아빠는 열쇠고리냐고 하시고,
엄마는 가방에 달 거냐고 하시네."

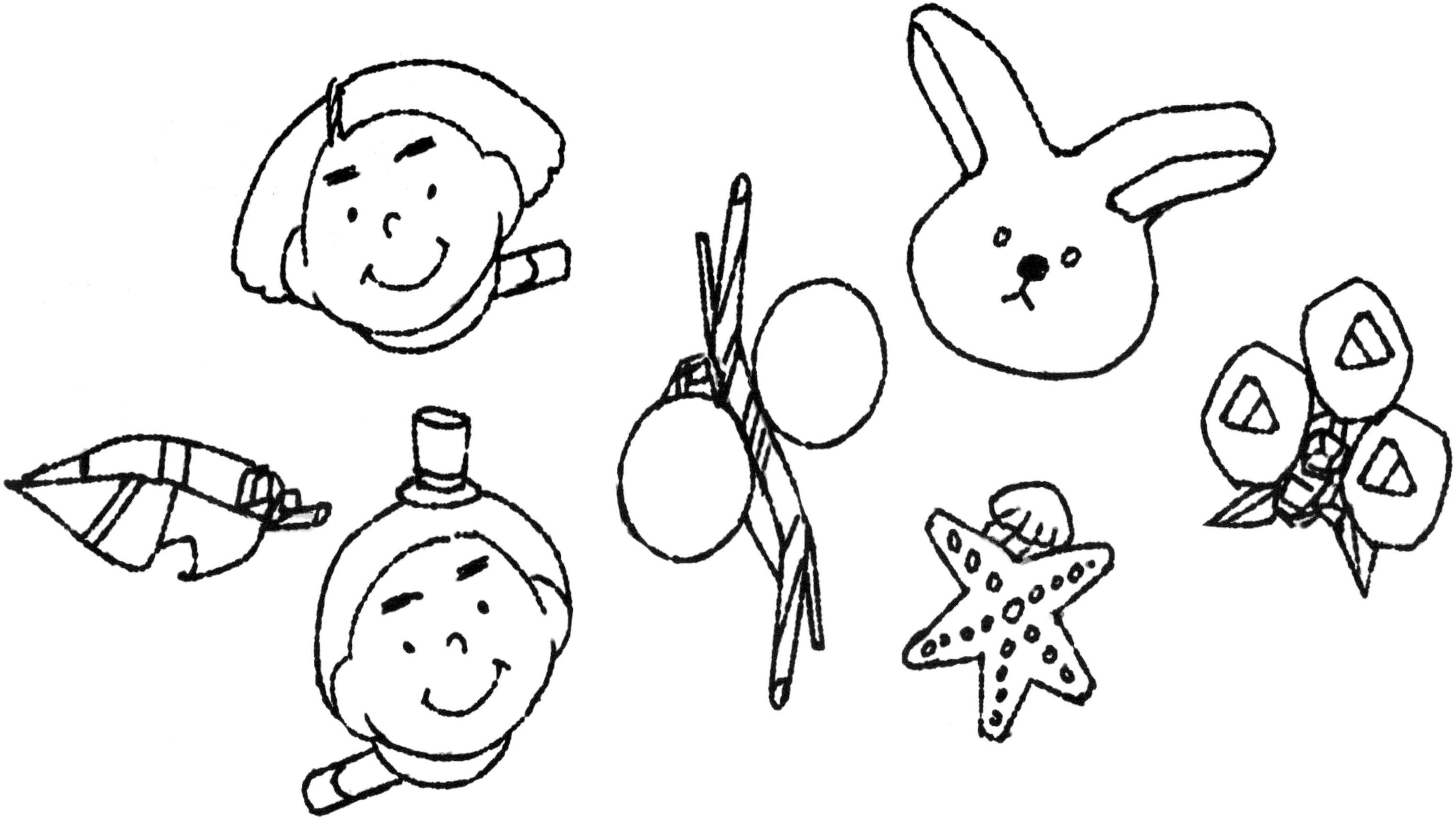

39 까마귀 날자 배 떨어진다

• 의미

아무 상관도 없는 일이 공교롭게도 동시에 일어나 어떤 관계가 있는 것처럼 의심을 받게 될 때 쓰는 말입니다.

• 단어 관련 속담

까마귀가 까치집을 뺏는다.

까마귀도 내 땅 까마귀가 반갑다.

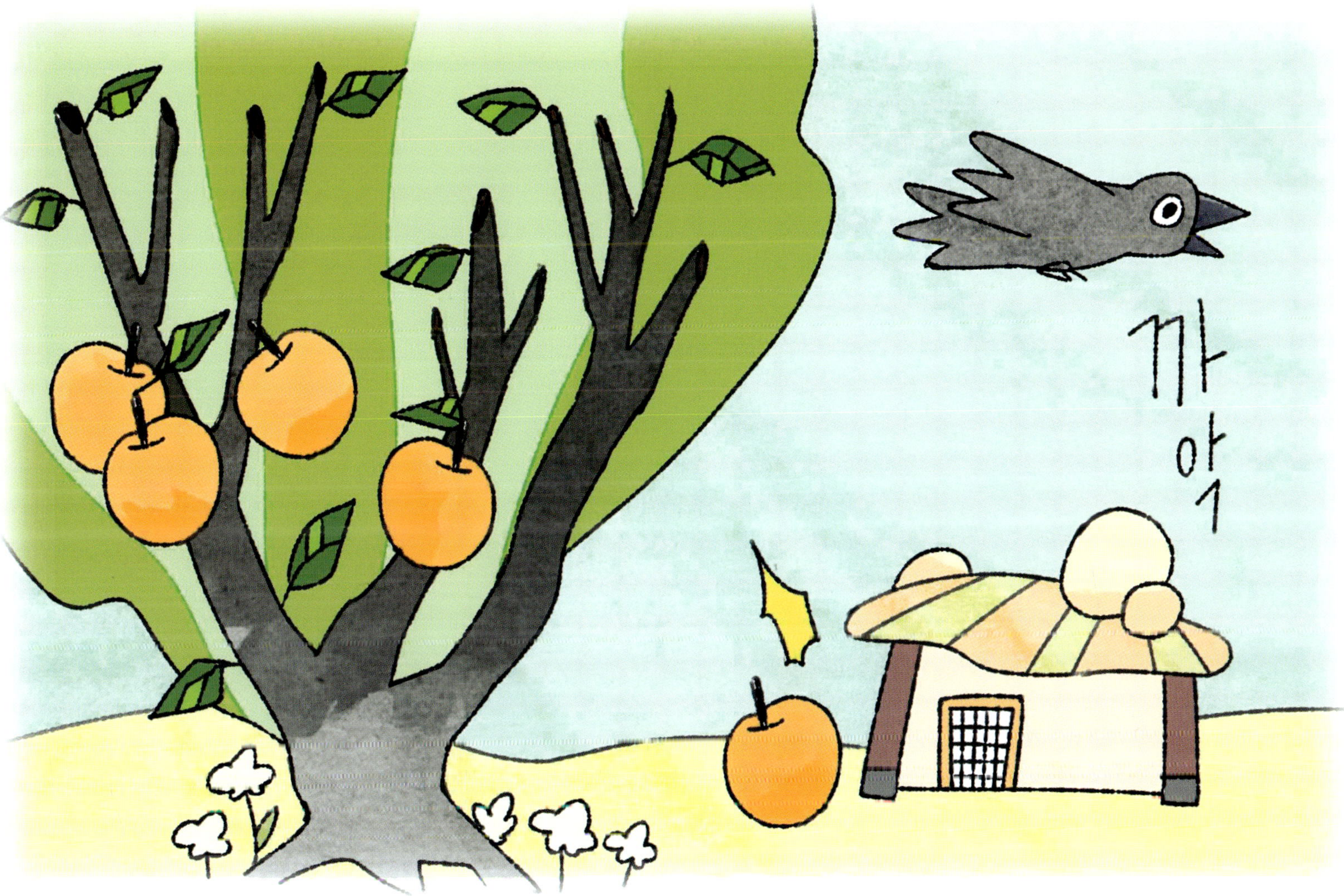

"저 까마귀가 배를 떨어뜨렸네!"

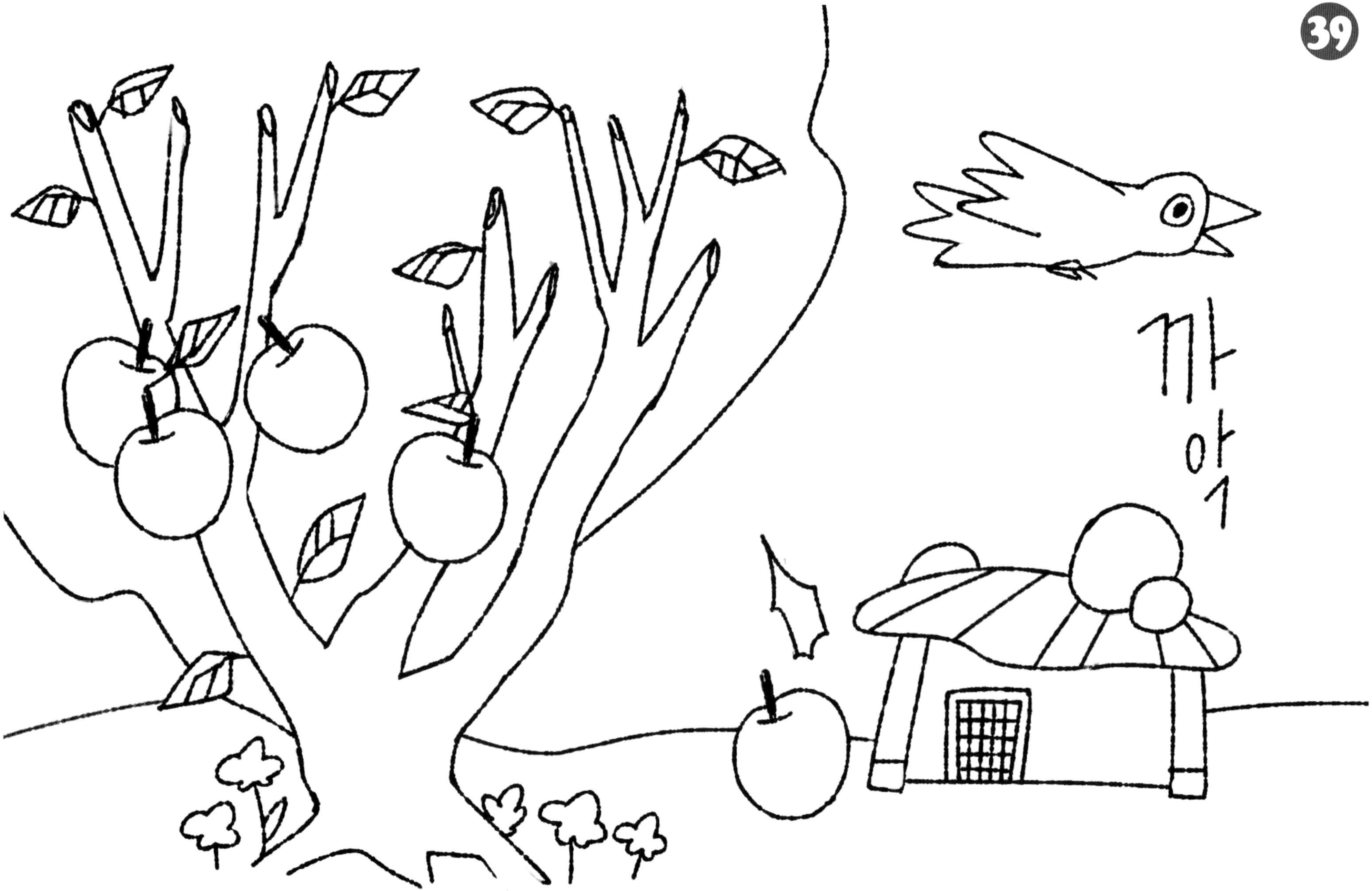
까
아
ㄱ

40 꿩 대신 닭

• 의미

적당한 물건이 없을 때
그보다는 못하지만
그와 비슷한 것으로
대신한다는 뜻입니다.

• 비슷한 속담

봉 아니면 꿩.
이가 없으면 잇몸으로.

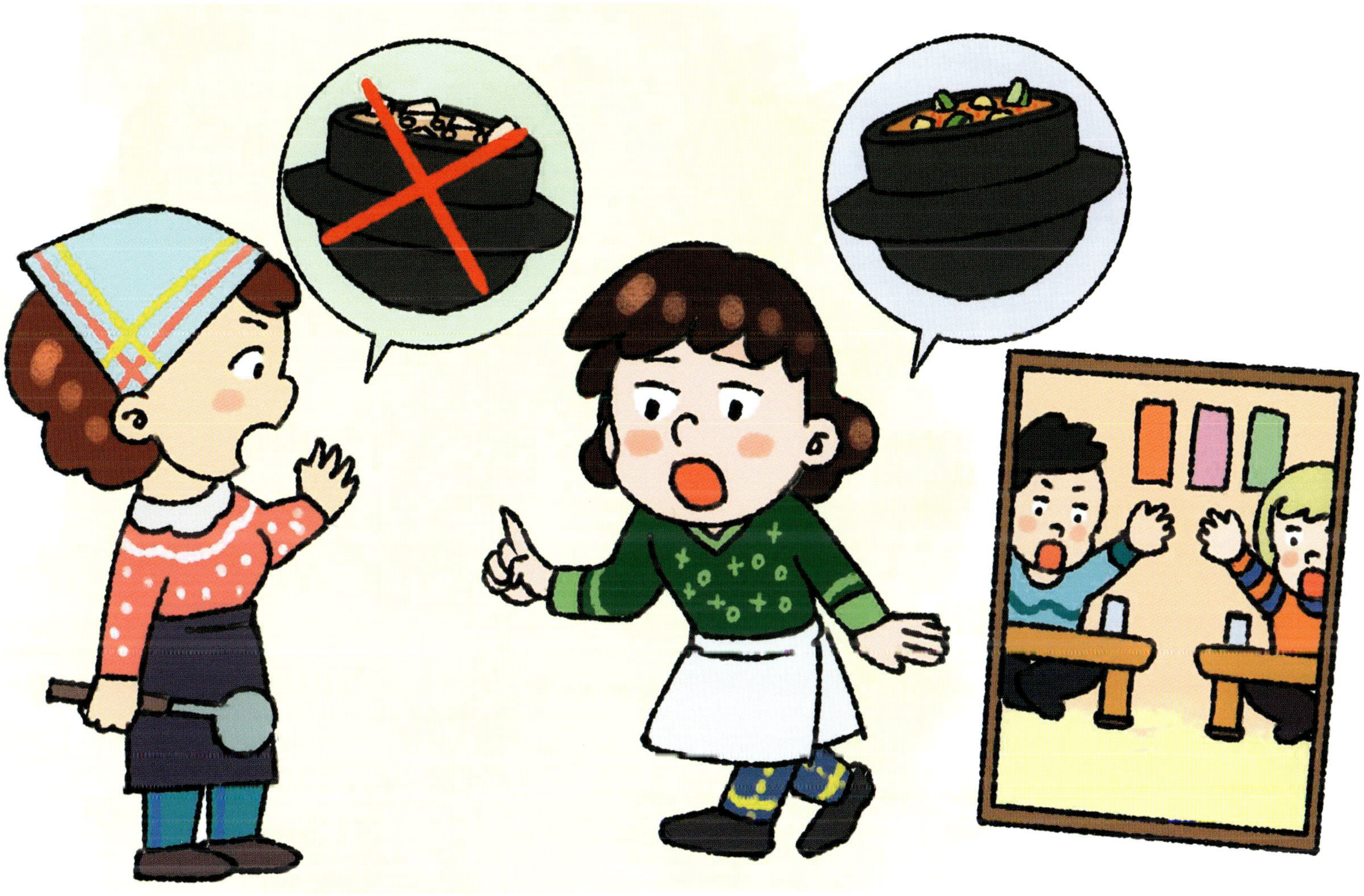

"청국장 재료가 없으면 된장찌개라도 빨리 끓여."

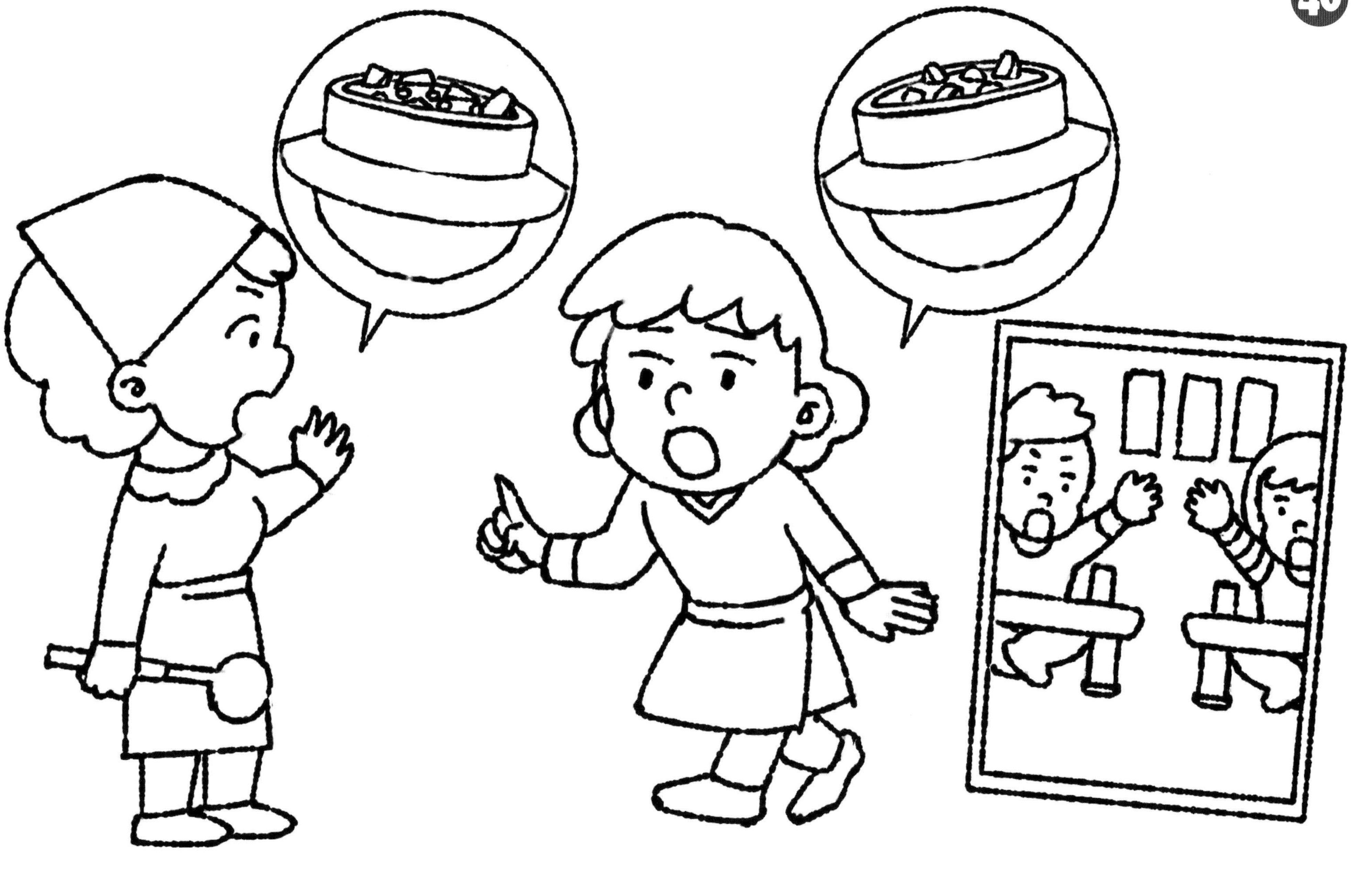

41 꿩 먹고 알 먹기

• 의미

한 가지 일로 많은 이익을 얻는 경우를 말합니다.

• 비슷한 속담

도랑 치고 가재 잡는다.

누이 좋고 매부 좋고.

임도 보고 뽕도 따고.

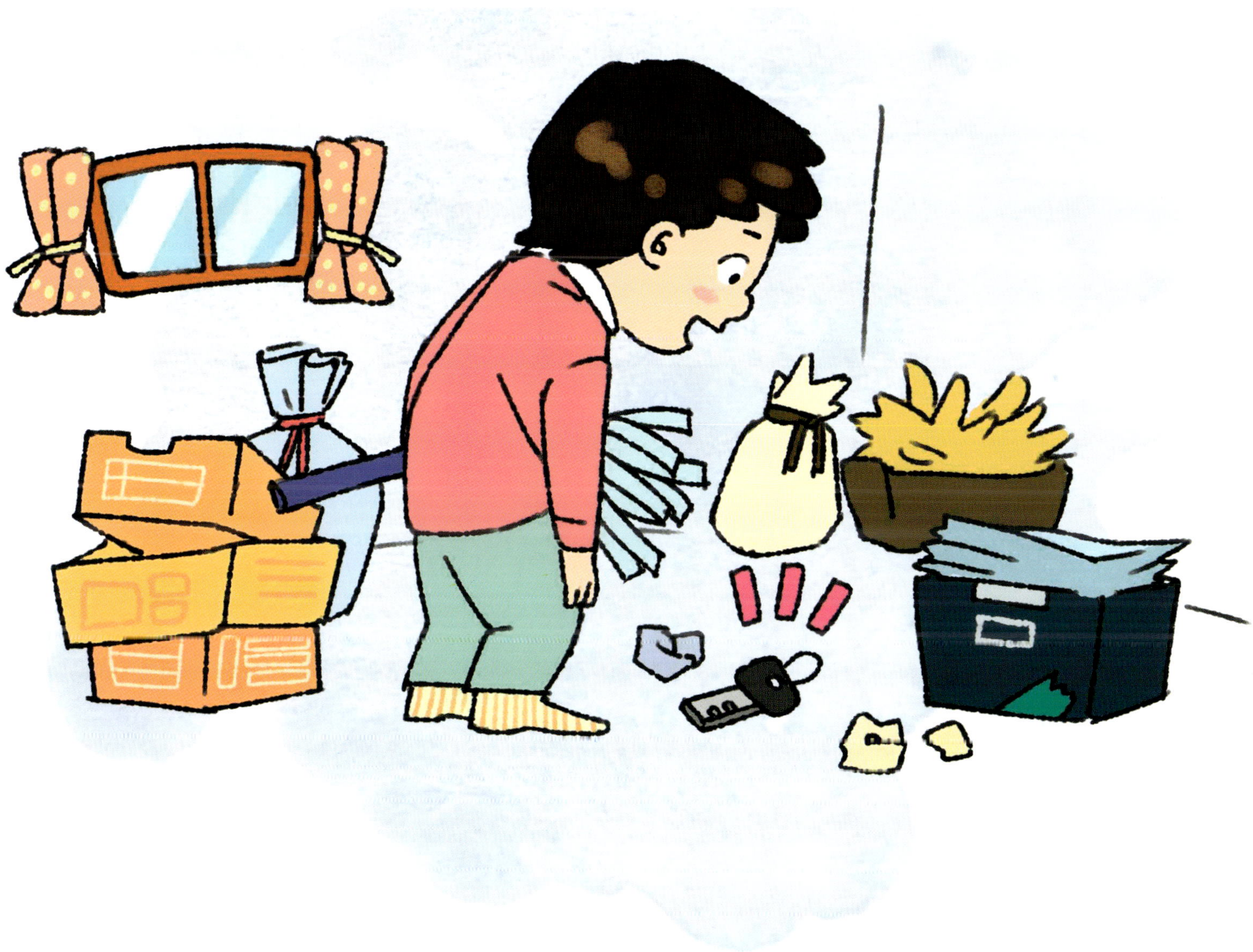

"오랜만에 방 청소를 하고나니 잃어버렸던 자동차 열쇠를 찾았네."

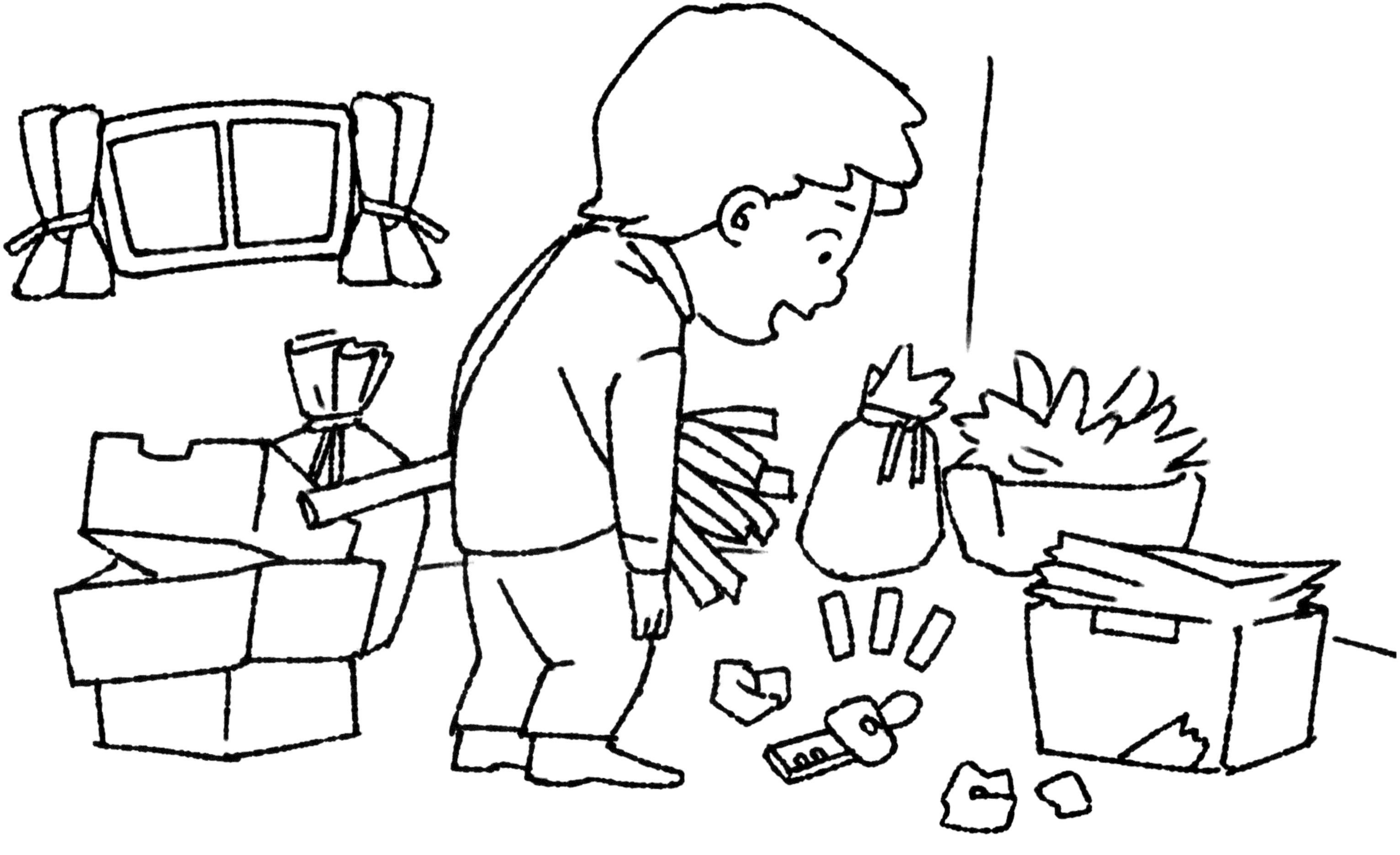

42 내 코가 석자

• 의미

내 사정이 급해서
남을 돌볼 여유가 없다는
뜻입니다.

• 비슷한 속담

내 코가 닷 발.

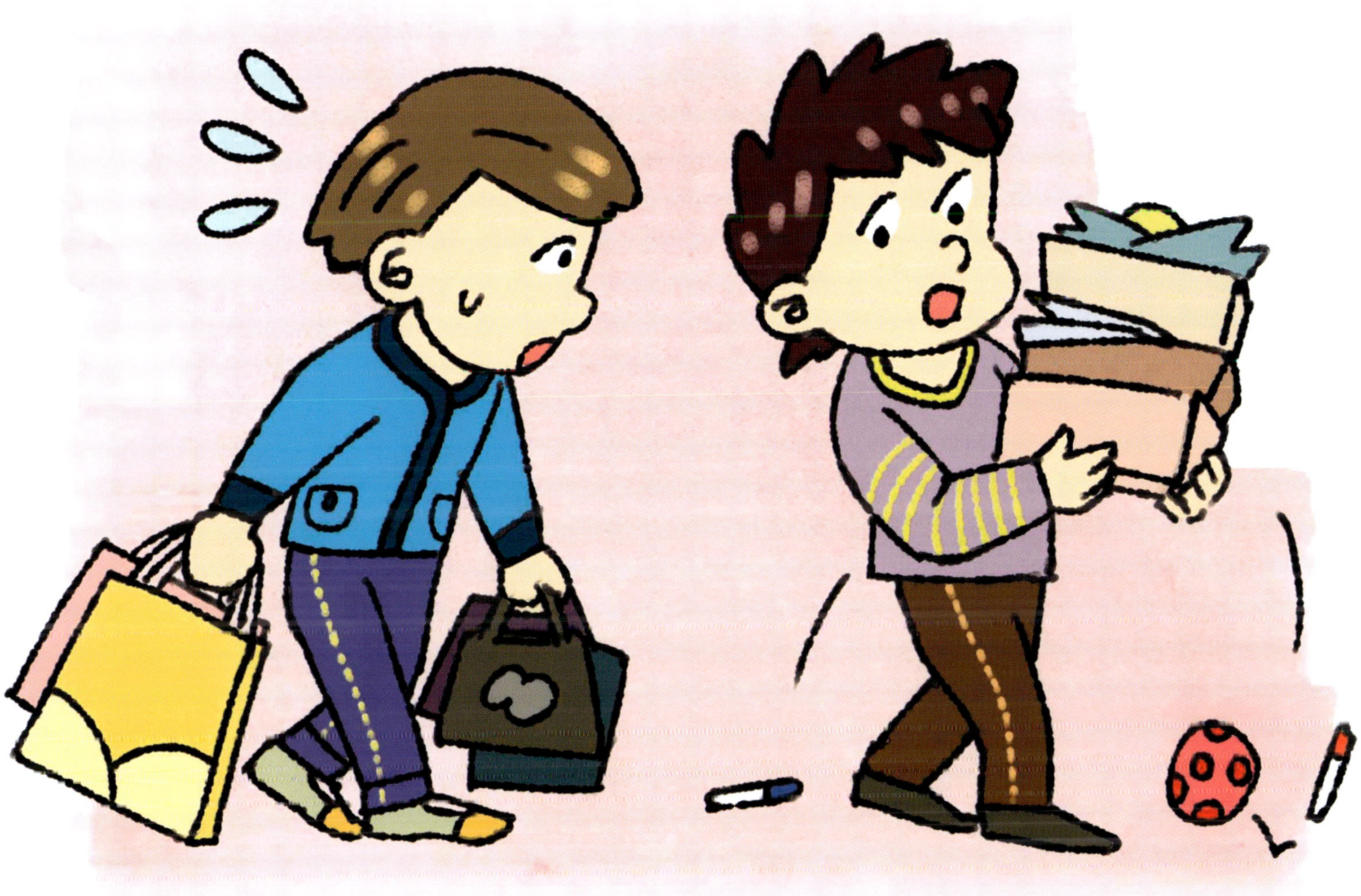

"나 좀 도와줄 수 있어?"

"미안해, 나도 힘들어."

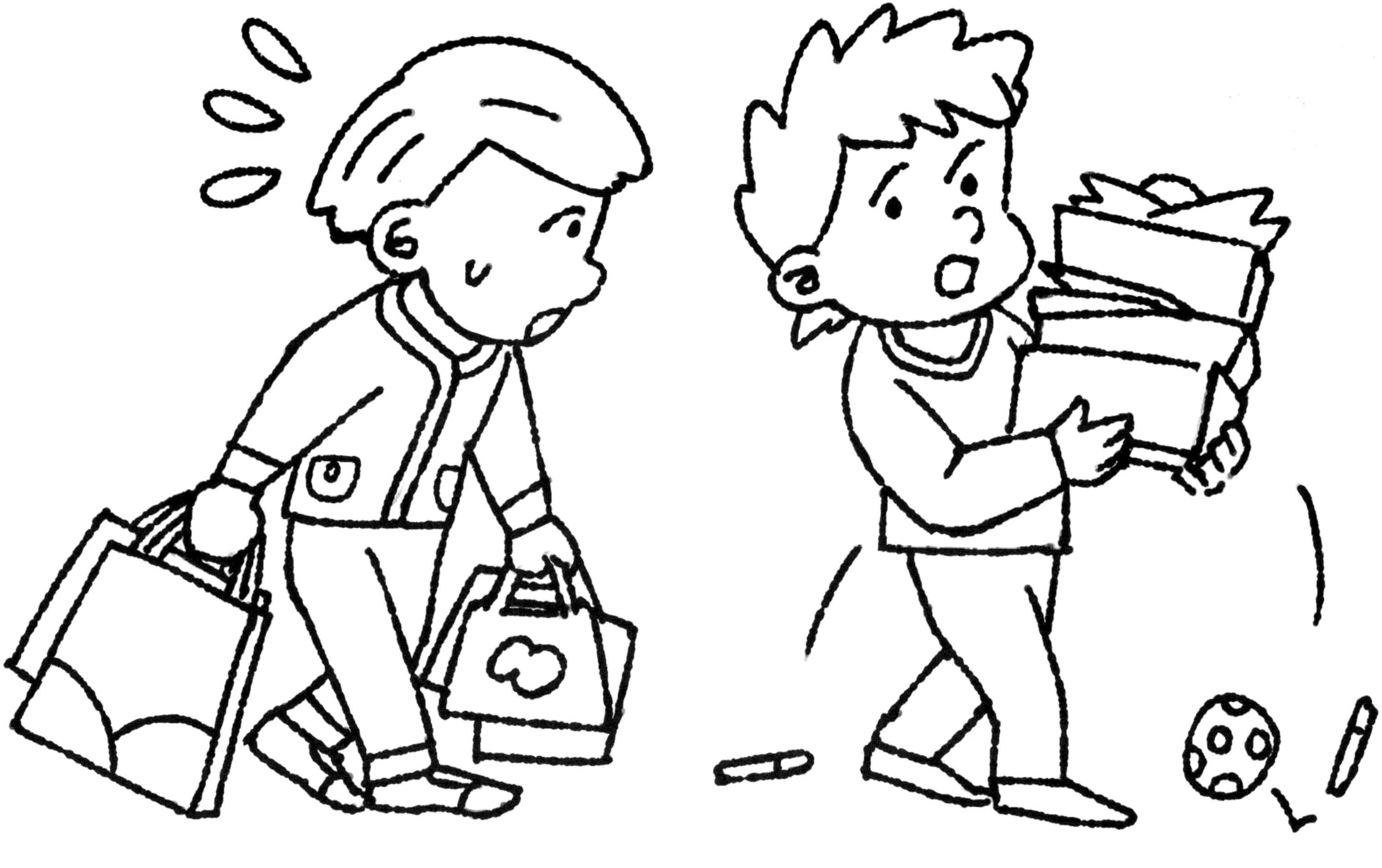

43 다 된 죽에 코 빠뜨린다

• 의미

거의 다 된 일을
끝판에 망치게 되었다는
말입니다.

• 비슷한 속담

다 된 밥에 재 뿌리기.

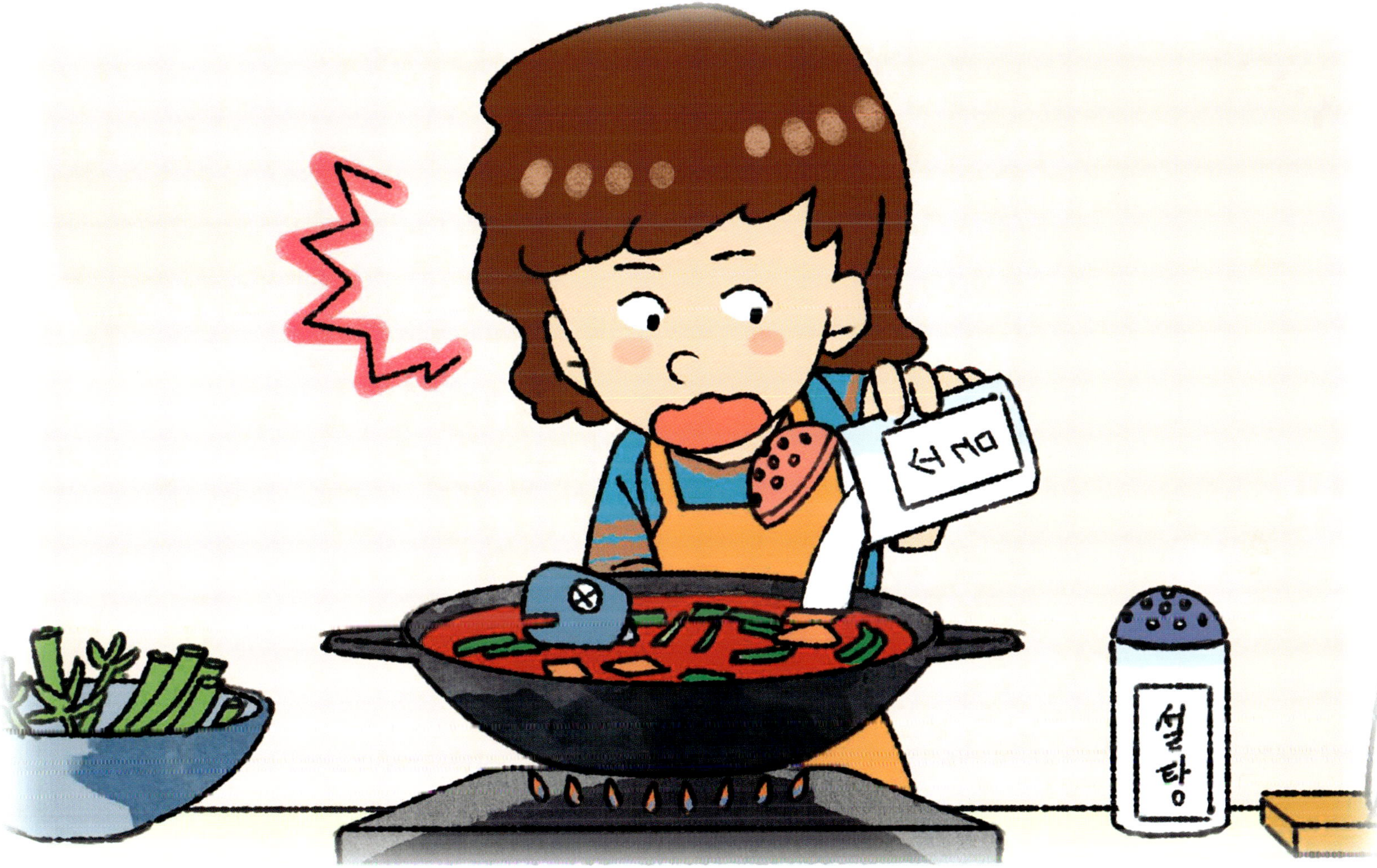

"다 된 국에 소금 간을 한다는 게 뚜껑이 열려 잔뜩 넣어버렸어."

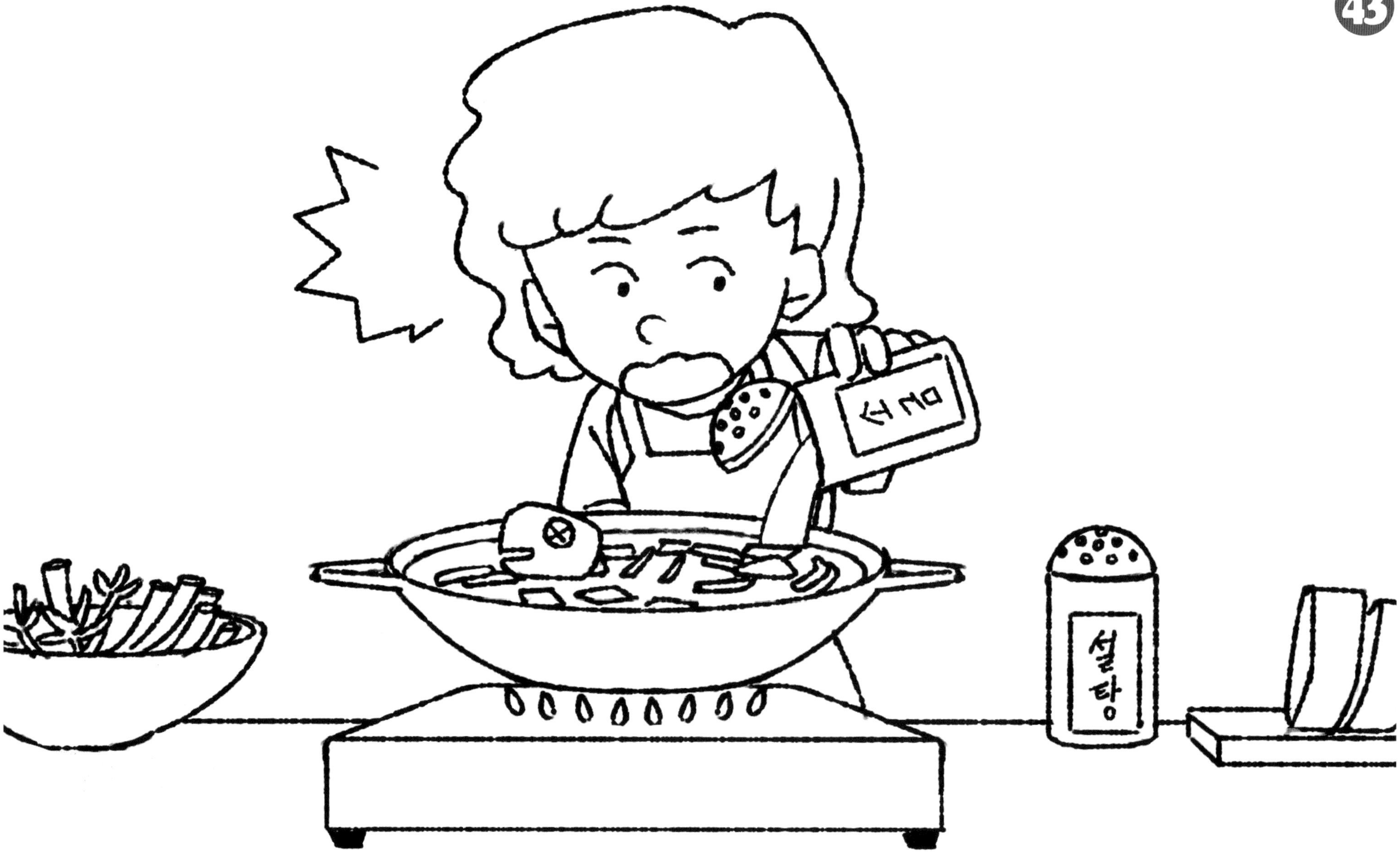
설탕

44 닭 잡아먹고 오리발 내민다

• 의미

옳지 못한 일을 저질러 놓고 엉뚱한 수작으로 속여 넘기려 한다는 뜻입니다.

• 비슷한 속담

시치미를 잡아뗀다.

가지 따 먹고 오이 수 센다.

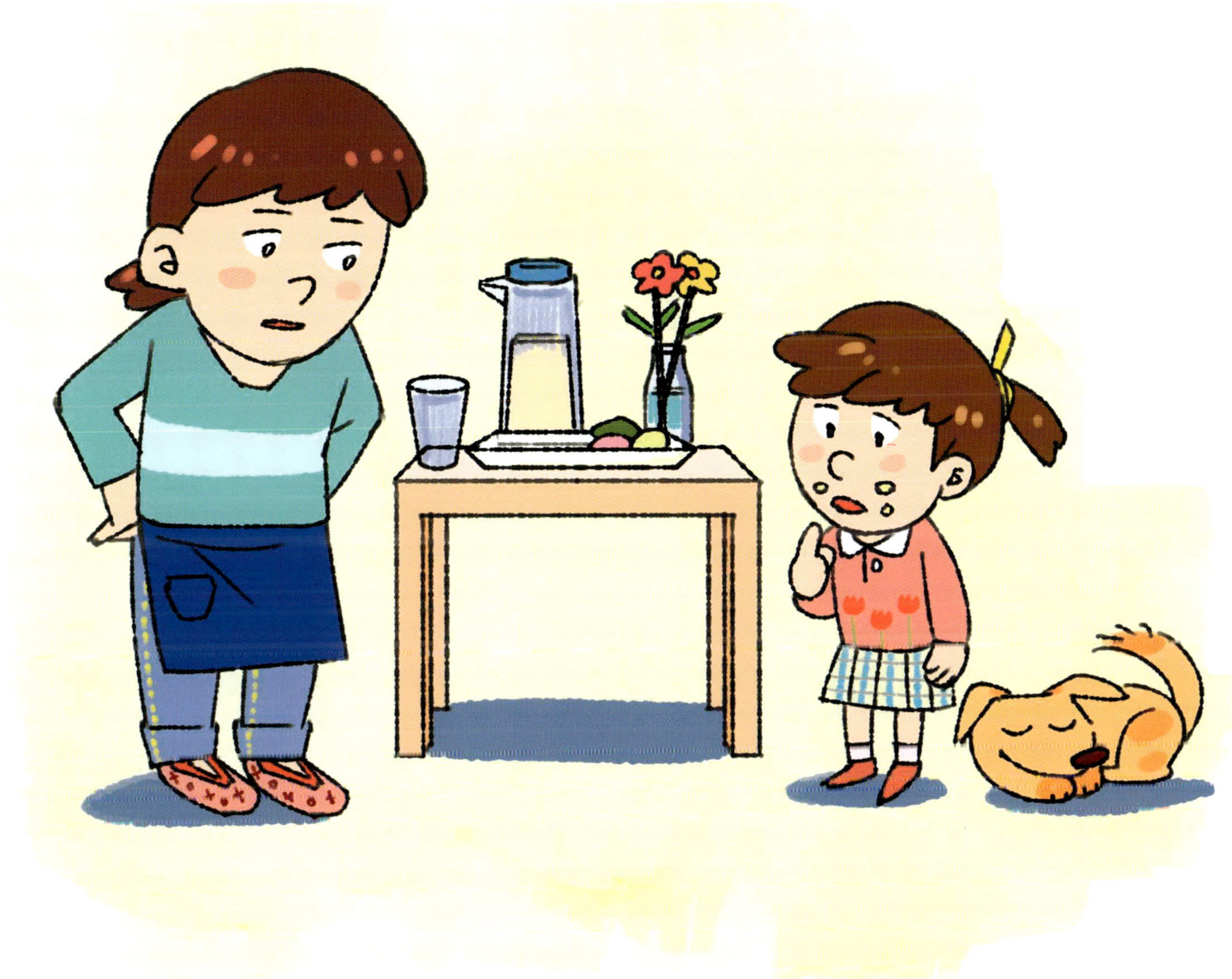

"식탁 위에 있던 떡을 누가 먹었어?" "사탕 여기 있어요."

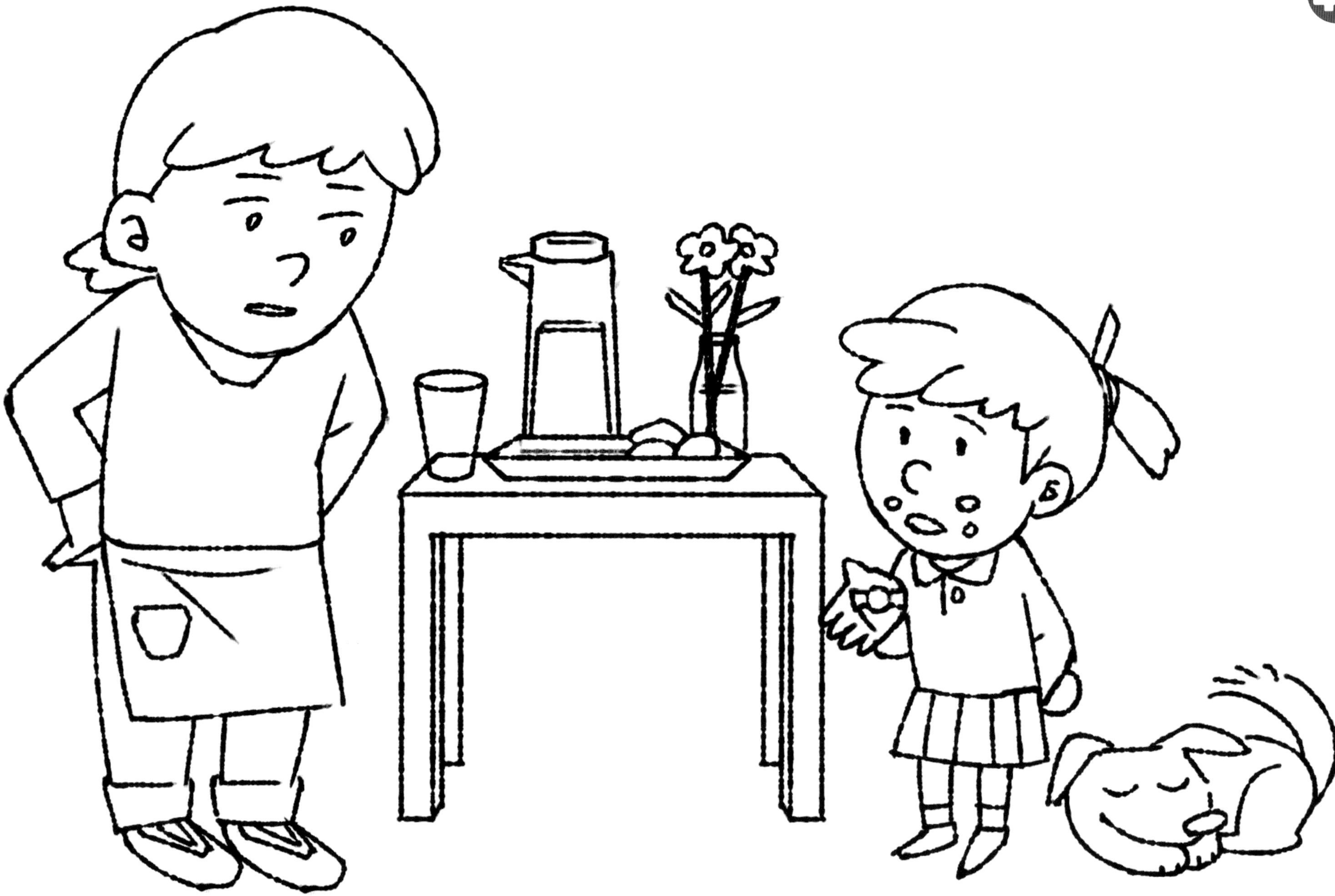

45 도둑이 제 발 저리다

• 의미

죄를 지으면 마음이 편치 않아 불안함이 겉으로 드러난다는 뜻입니다.

• 비슷한 속담

도둑놈이 제 발자국에 놀란다.

도둑이 포도청 간다.

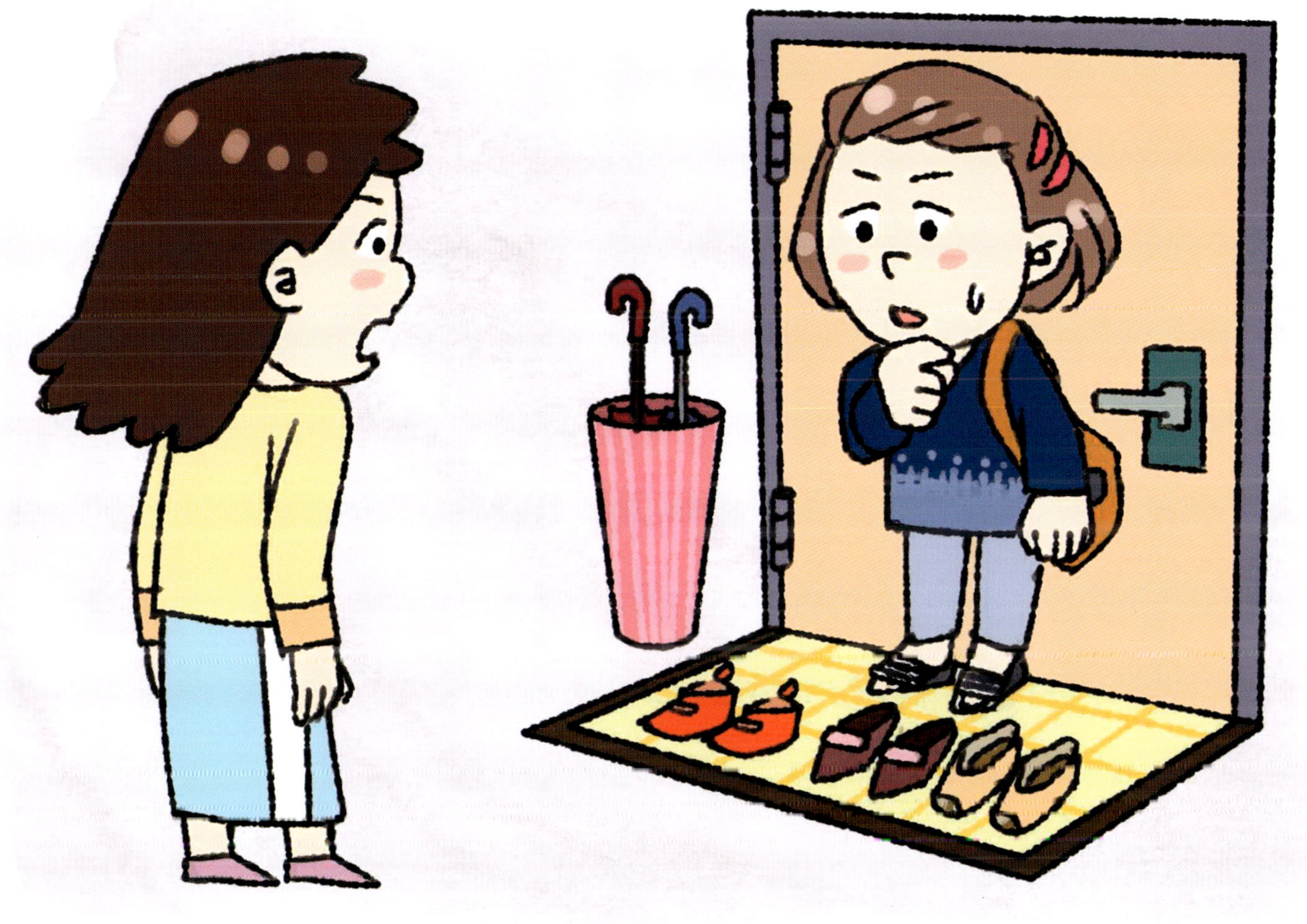

"나 네 신발 신고 나간 적 없어." "누가 물어봤어?"

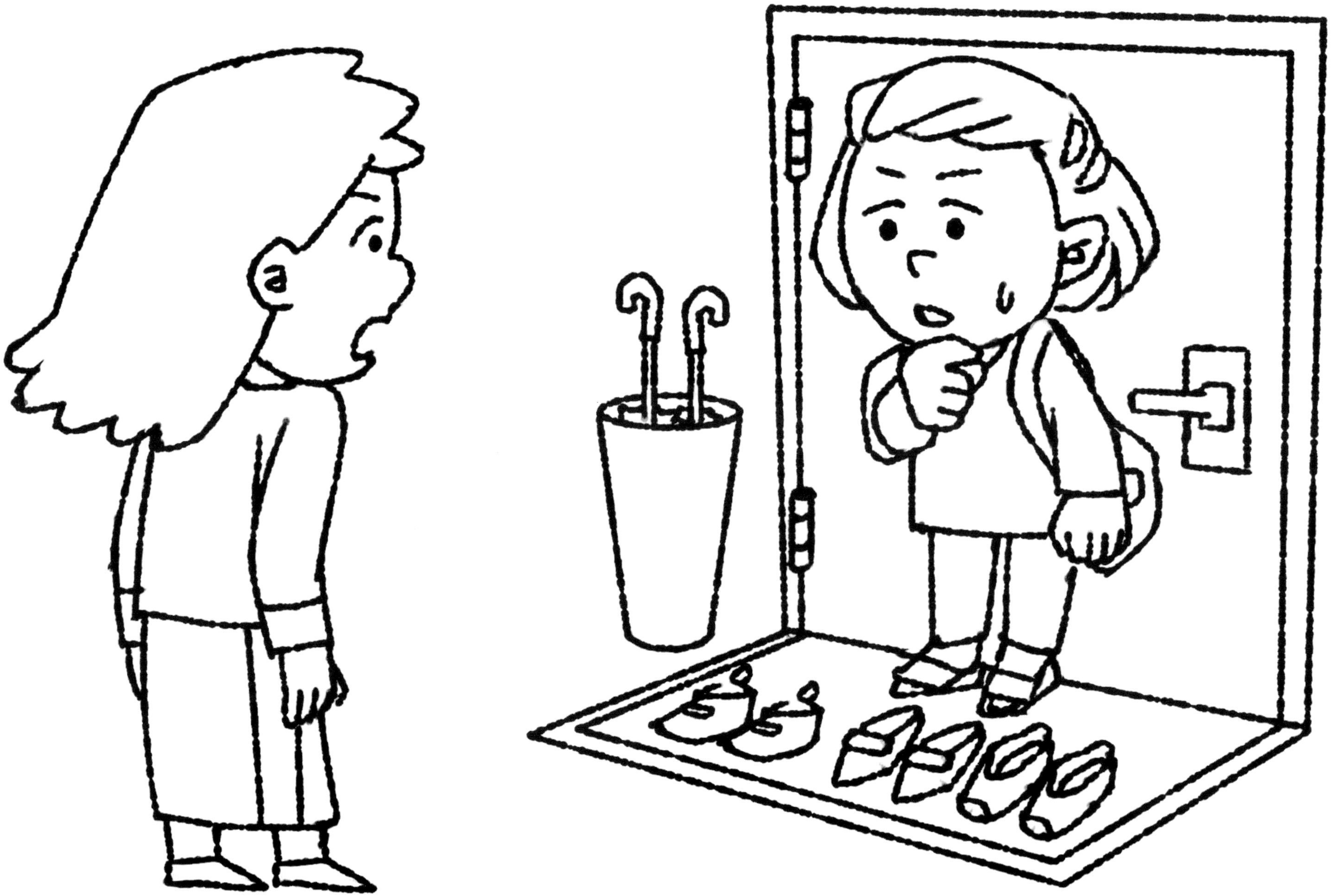

46 등잔 밑이 어둡다

• 의미

가까이에 있는 것을 도리어 알아보지 못한다는 뜻입니다.

• 비슷한 속담

업은 아이 삼 년 찾는다.

도회 소식 들으려면 시골로 가라.

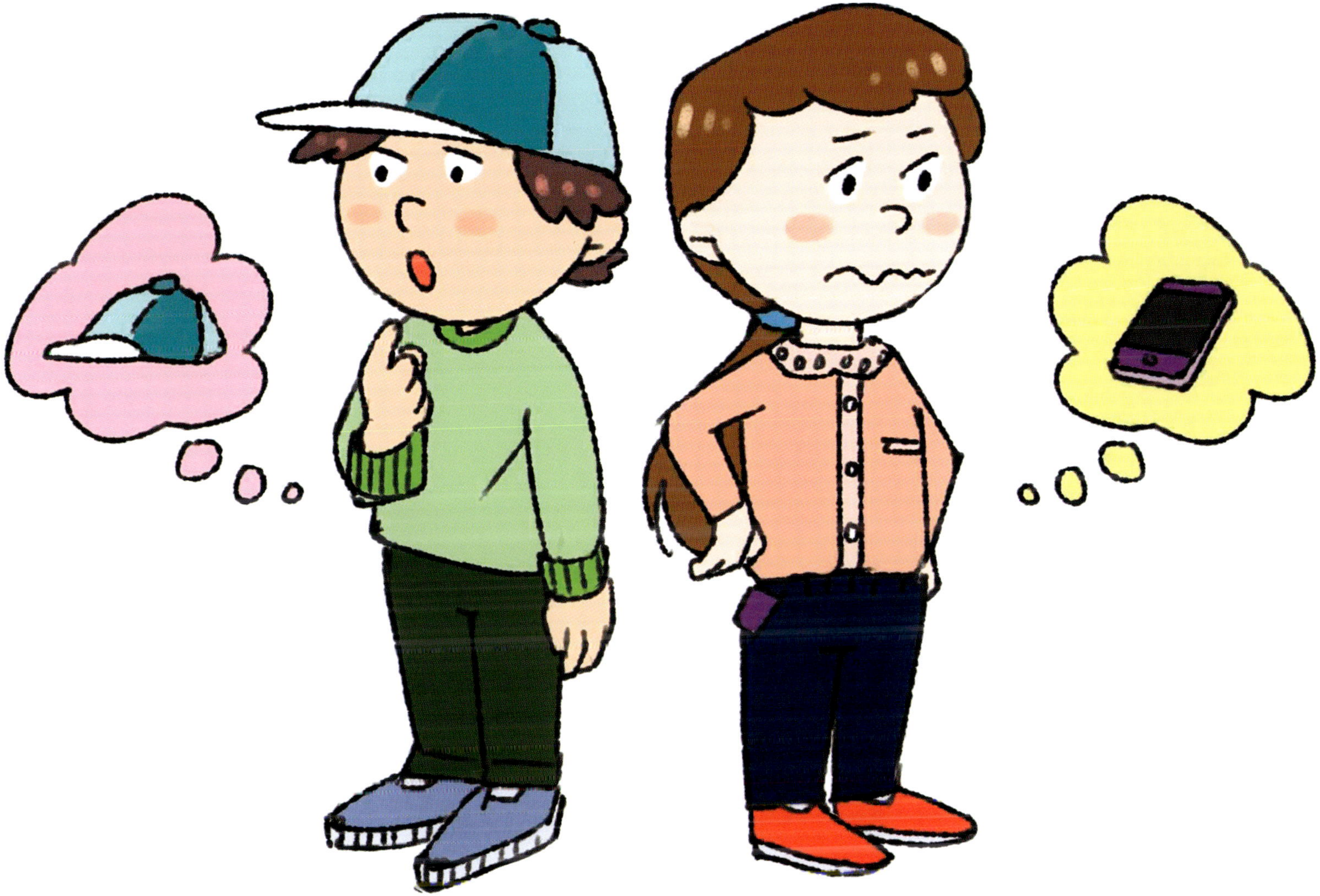

"머리에 모자 쓴 줄도 모르고 온종일 찾았네."　"나는 주머니에 핸드폰을 넣고 하루 종일 찾았어."

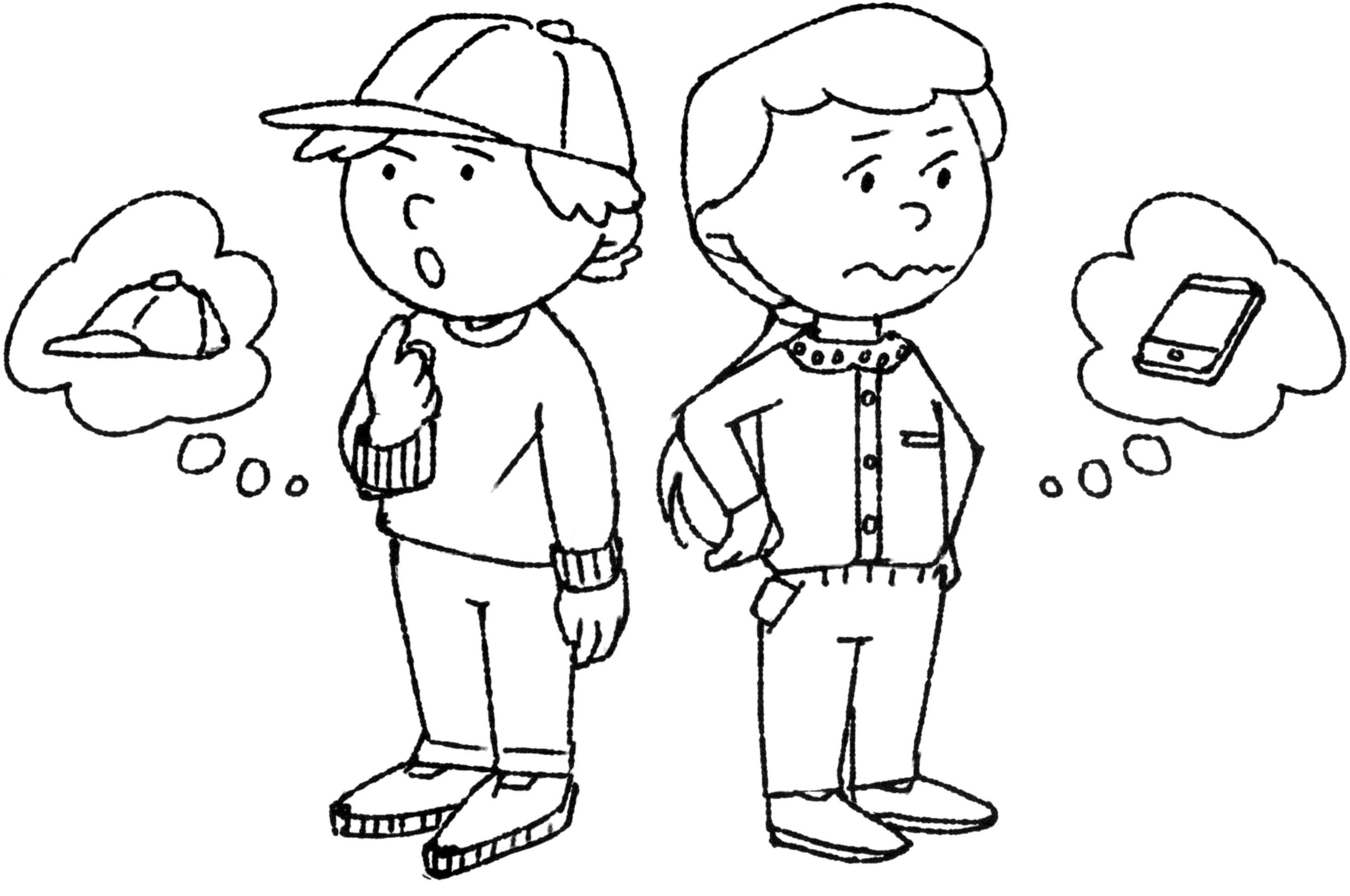

47 마른하늘에 날벼락

• 의미

뜻하지 아니한 상황에서
뜻밖에 당하는 재난을
가리킬 때 씁니다.

• 비슷한 속담

아닌 밤중에 홍두깨.

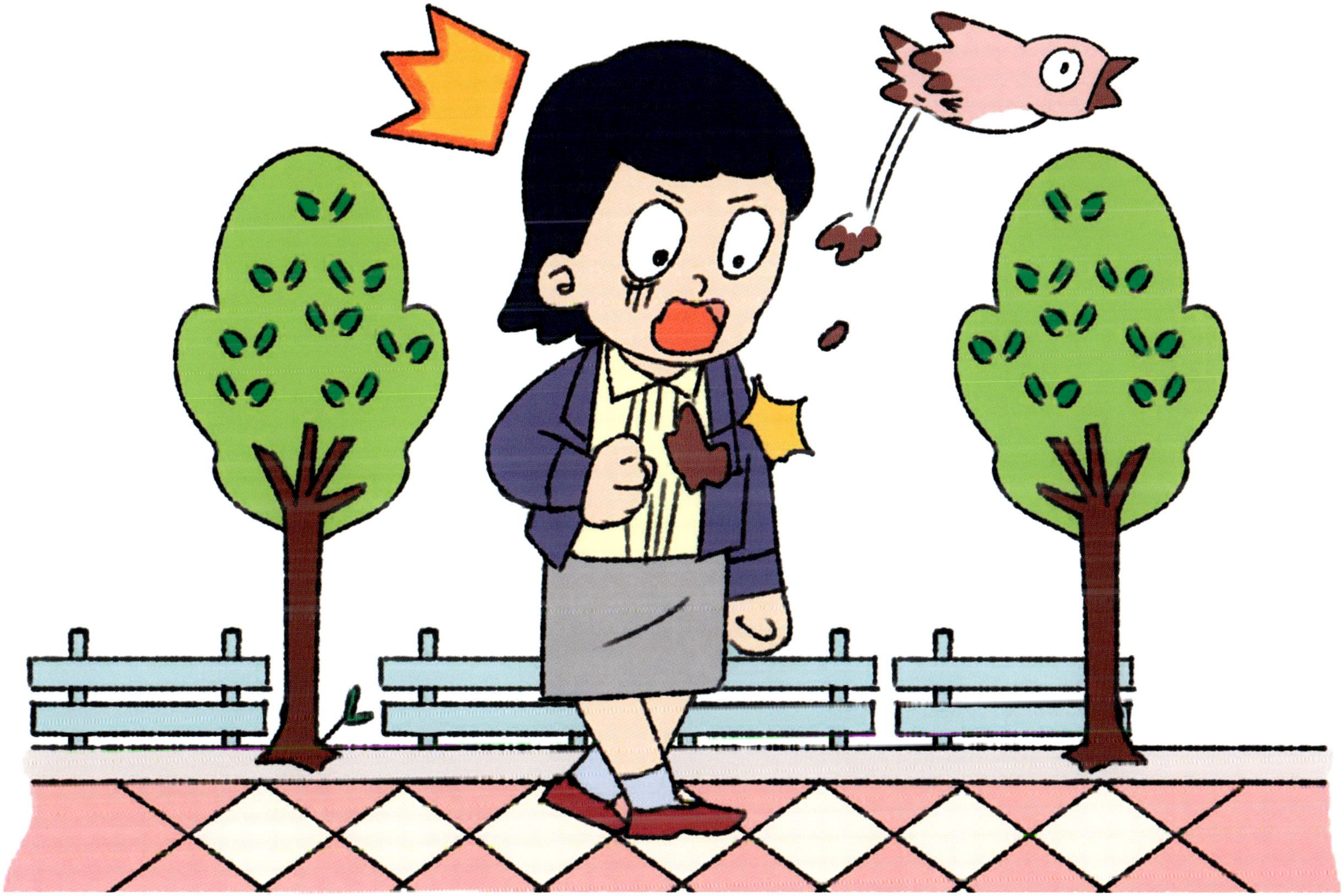

"한껏 멋을 내고 외출하는데 날아가는 새의 새 똥을 맞았어."

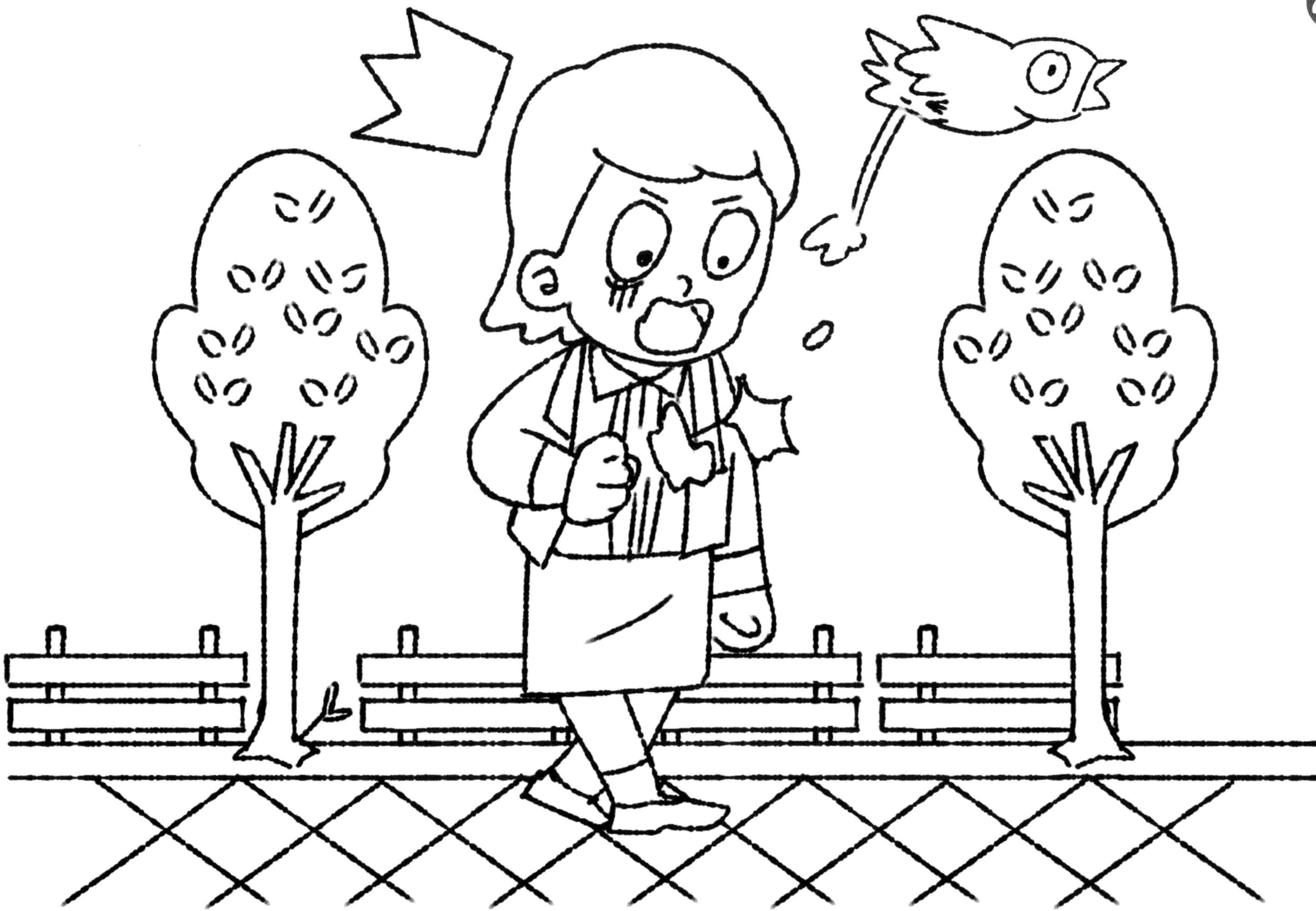

48 말 한 마디로 천 냥 빚을 갚는다

• 의미

말만 잘하면 어려운 일도 해결할 수 있고, 말을 잘 못하면 큰 손해가 될 수도 있다는 뜻입니다.

• 비슷한 속담

천 냥 빚에 말이 비단.
혀 아래 도끼 들었다.

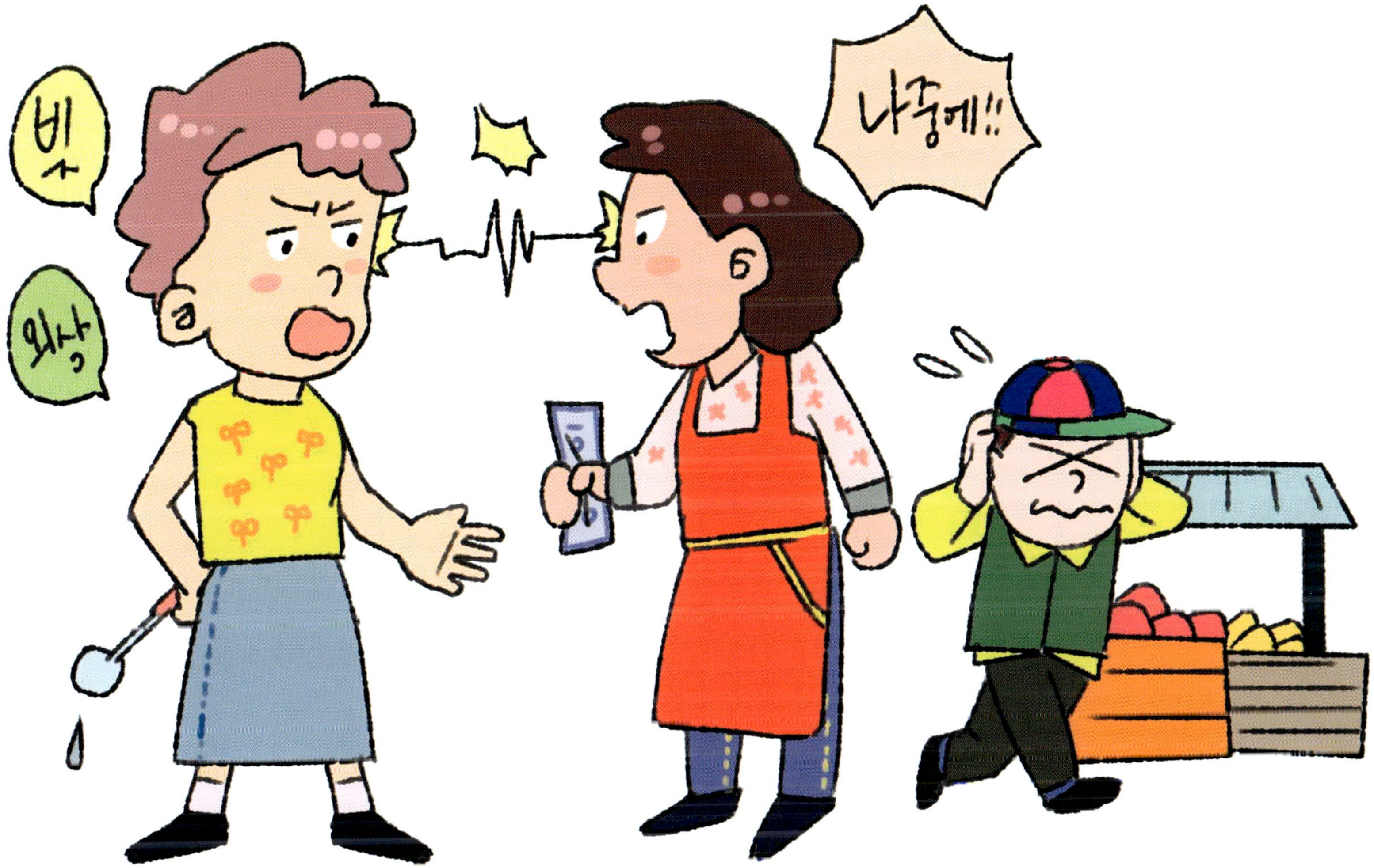

"갚기로 약속한 날짜도 지났건만 왜 이리 화를 내니?"

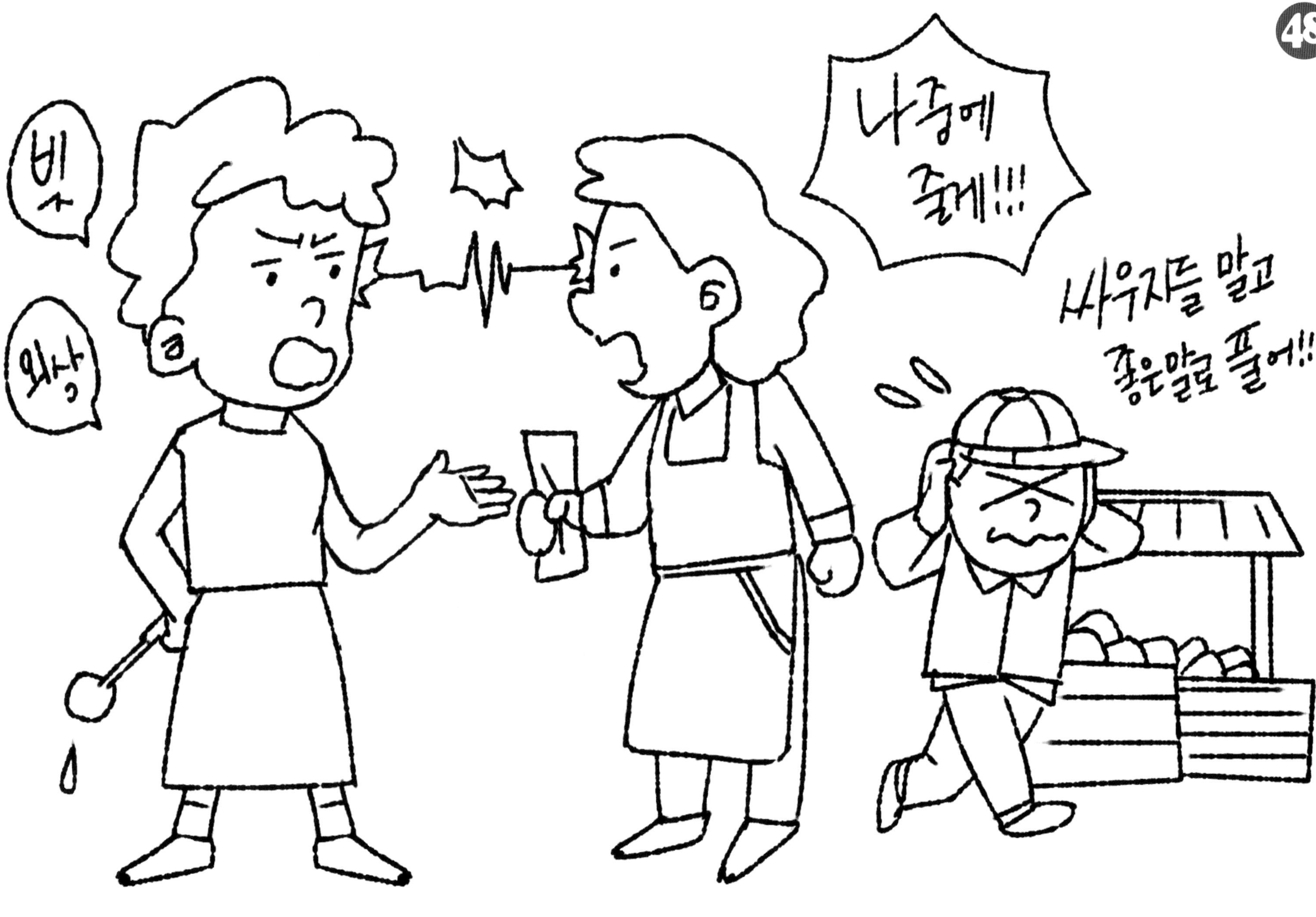
빡
와상
나중에 줄게!!!
싸우지들 말고 좋은말로 풀어!!

49 목구멍이 포도청

• 의미

먹고살기 위해서라면 범죄나 체면에 어긋나는 일까지도 하게 된다는 말입니다.

• 비슷한 속담

개도 사흘을 굶으면 몽둥이를 무서워하지 않는다.

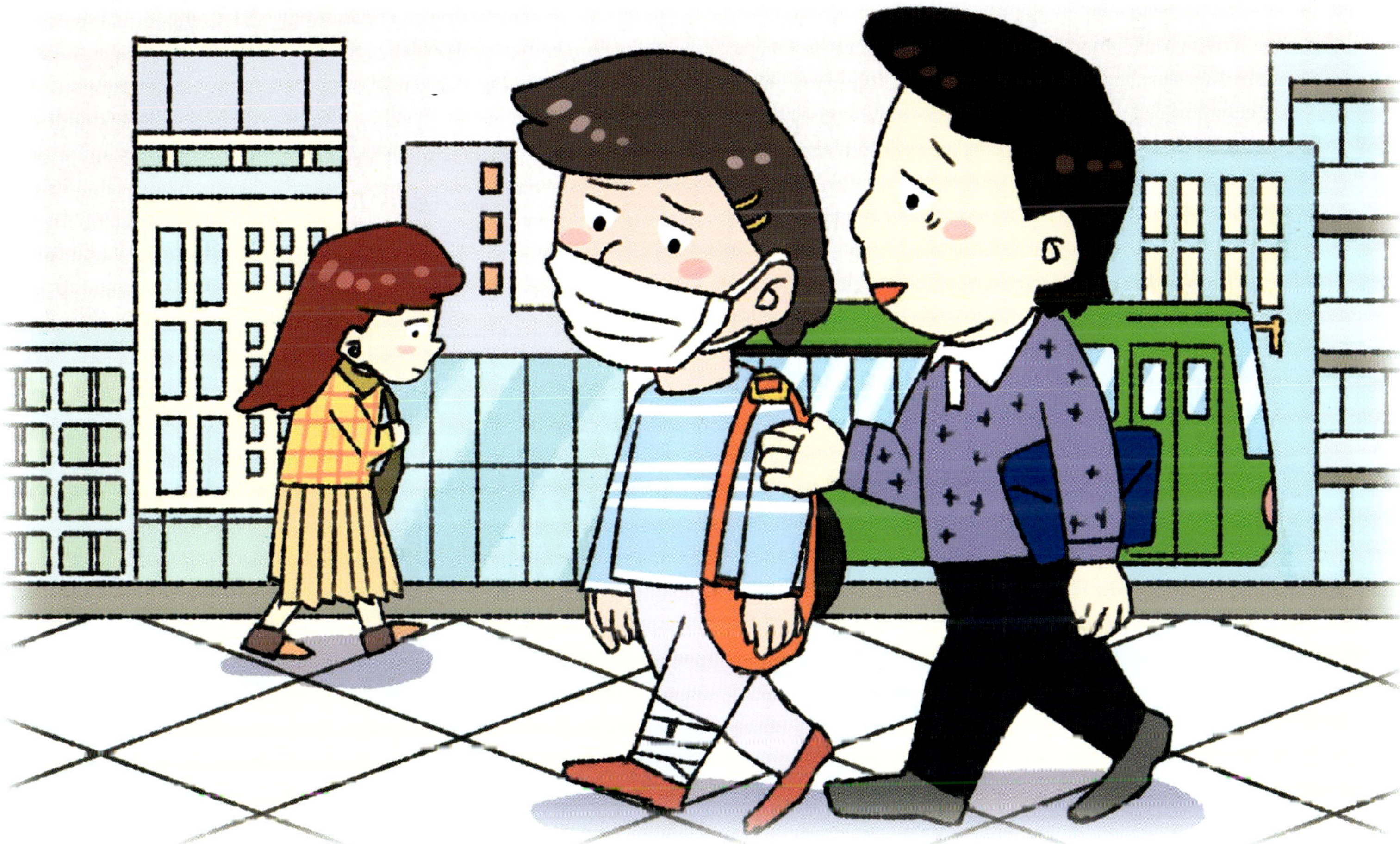

"요즘 미세먼지 때문에 출퇴근이 어려워." "통장이 우니 일은 해야겠는데!"

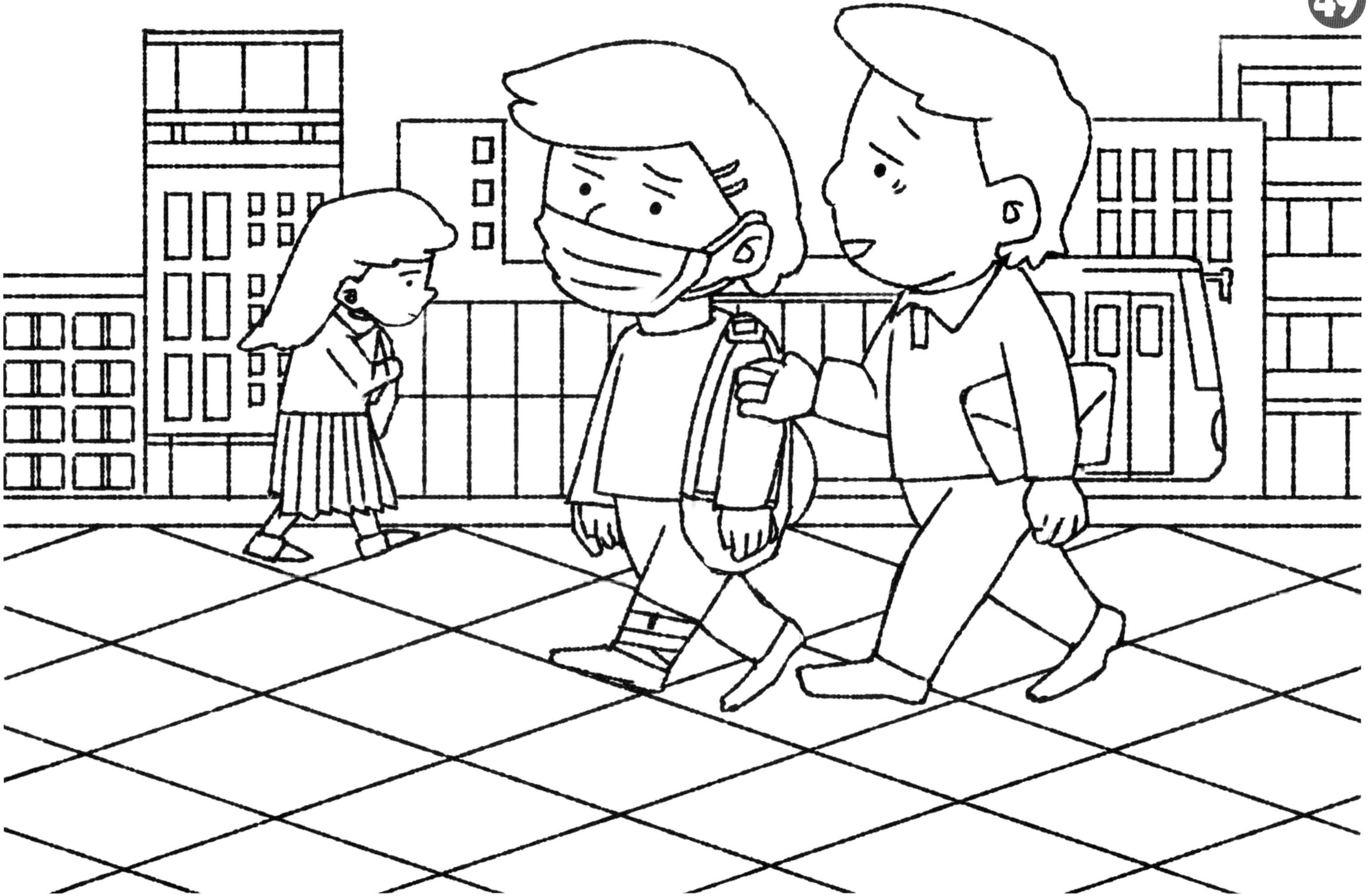

50 원숭이도 나무에서 떨어진다

• **의미**

아무리 익숙하고 잘하는 사람도 가끔 실수할 때가 있다는 뜻입니다.

• **비슷한 속담**

방바닥에서 낙상한다.

입 안의 혀도 깨물 날 있다.

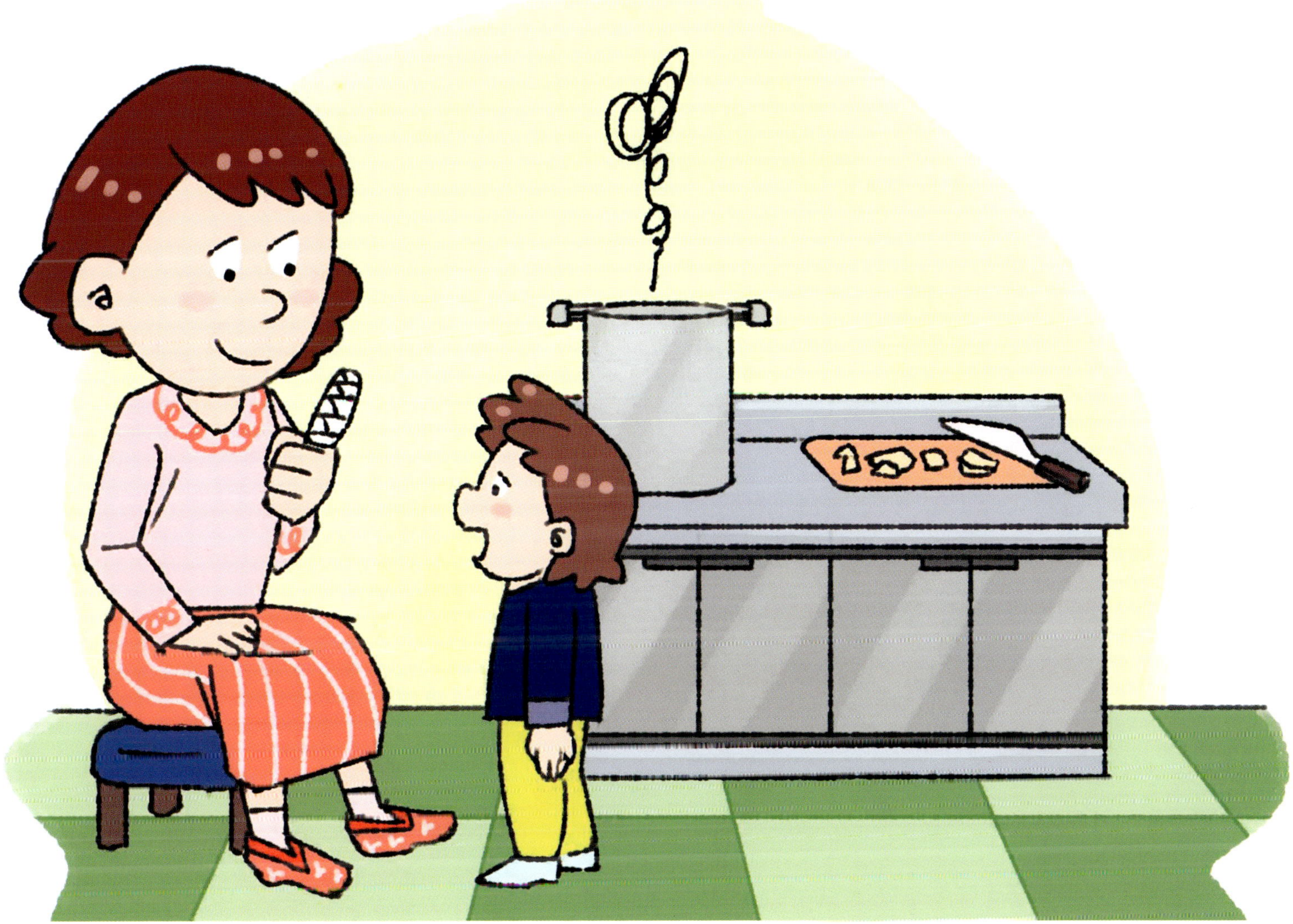

"엄마도 요리하다가 다칠 때가 있어?"

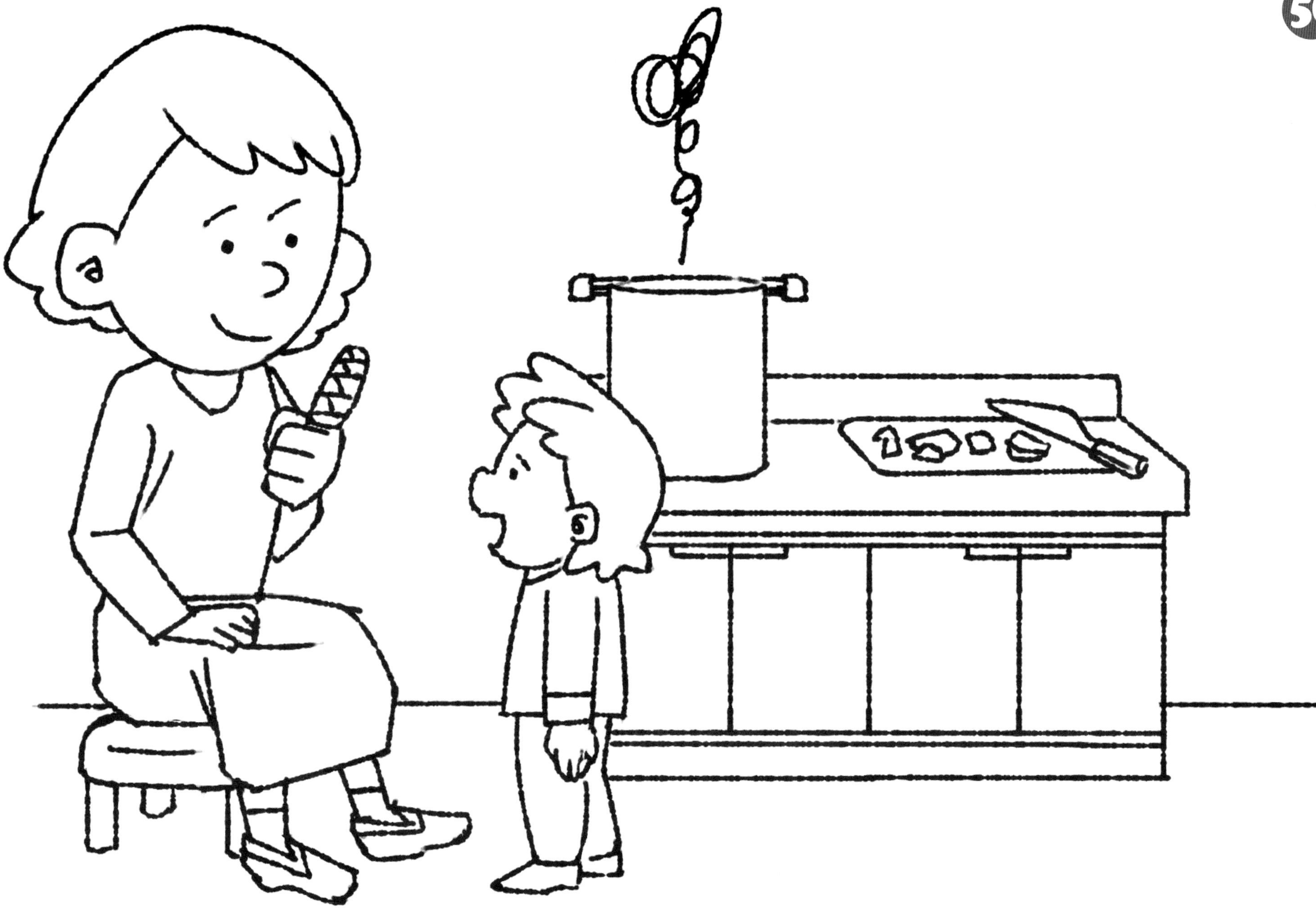

51 백지장도 맞들면 낫다

- **의미**

여럿이 힘을 모아서 하면 더욱 큰 힘을 낼 수 있다는 것을 말합니다.

- **비슷한 속담**

손이 많으면 일도 쉽다.

개미 천 마리면 바위도 굴린다.

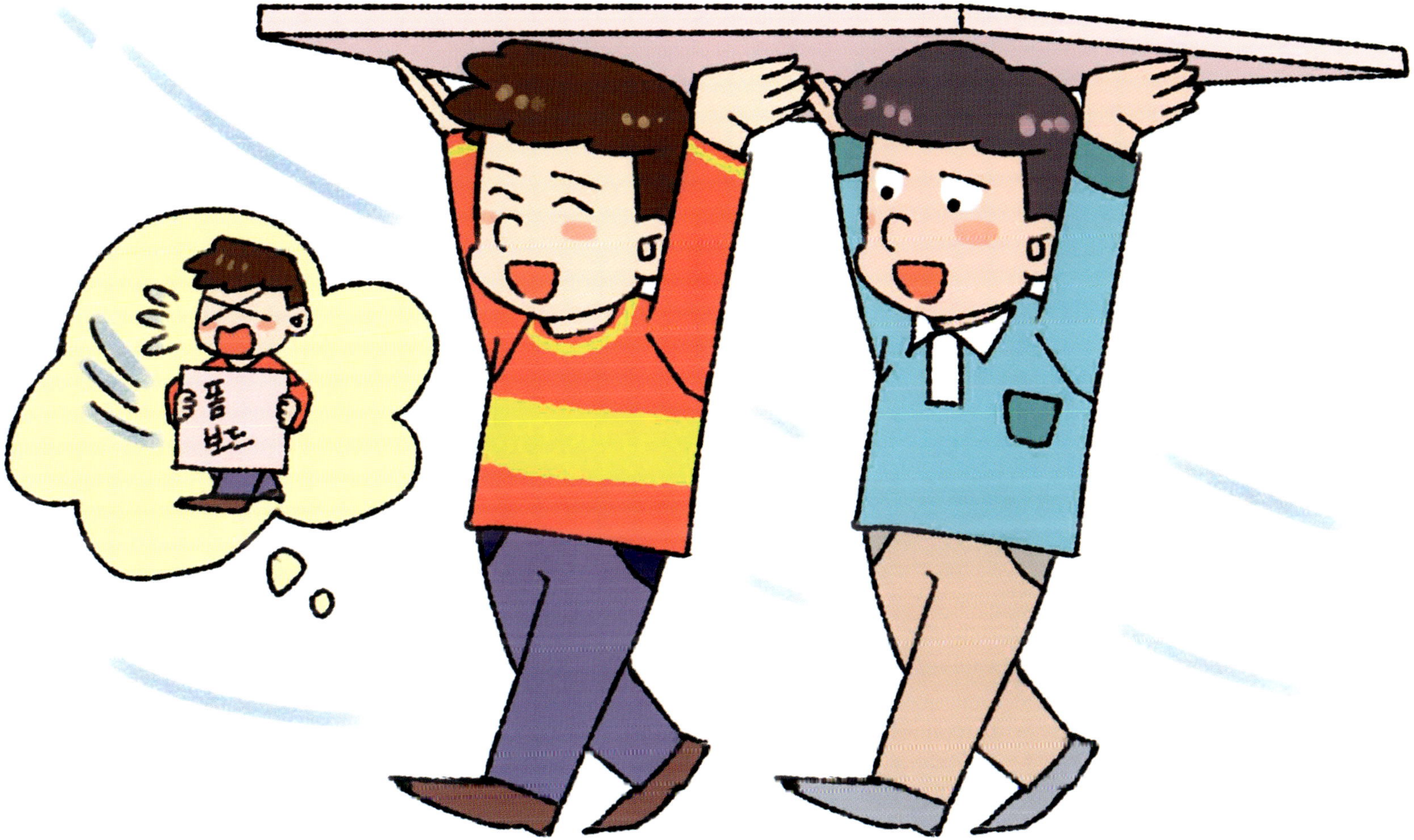

“별거 아니라도 둘이 하니까 더 수월하네!”

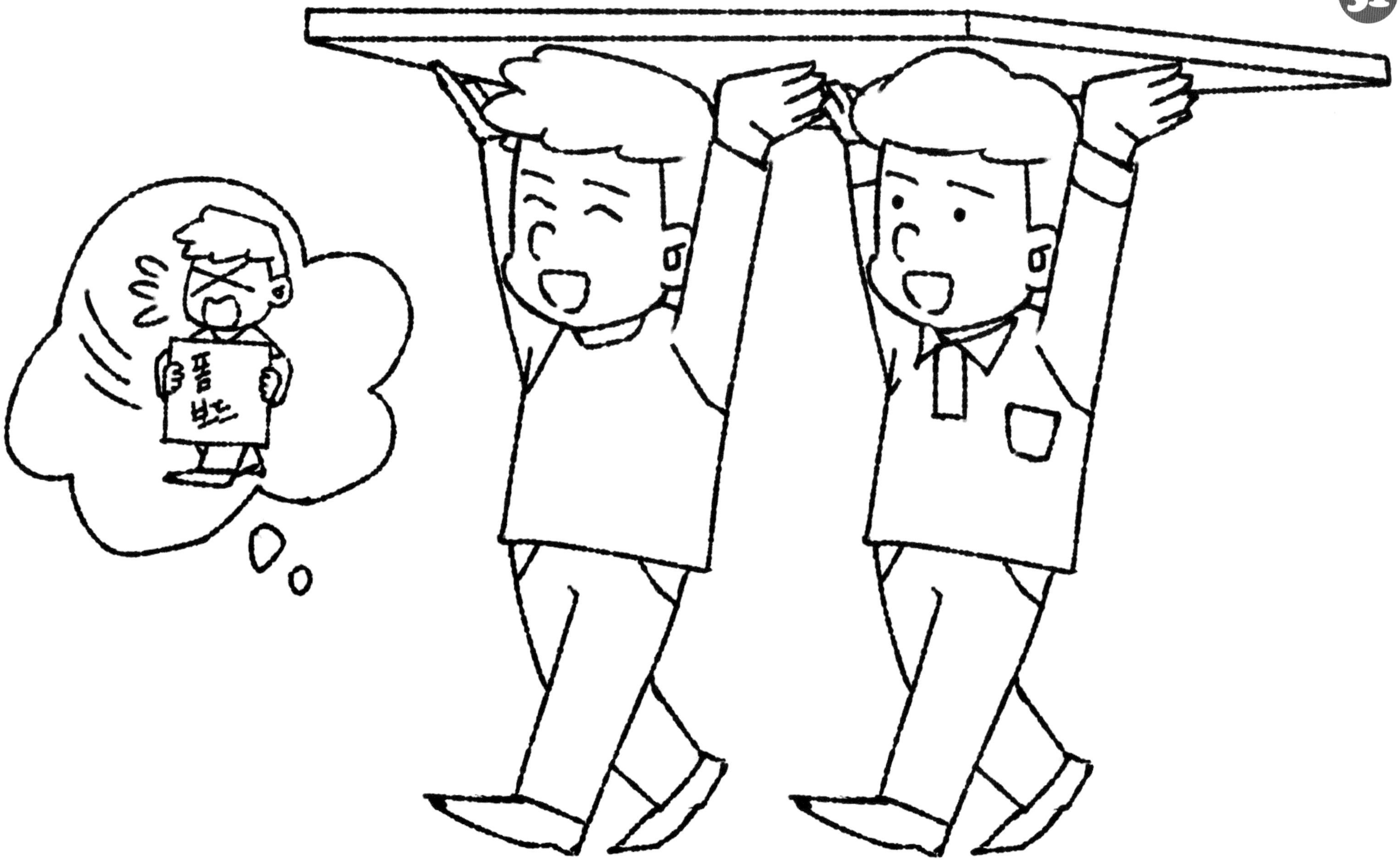

52 벼룩의 간을 빼 먹는다

• 의미

가진 것 없고
불쌍한 사람에게서
이익을 챙기려 드는 것을
이르는 말입니다.

• 비슷한 속담

코 묻은 떡도 빼앗아 먹는다.

마른 오징어도 쥐어짜면
물이 나온다.

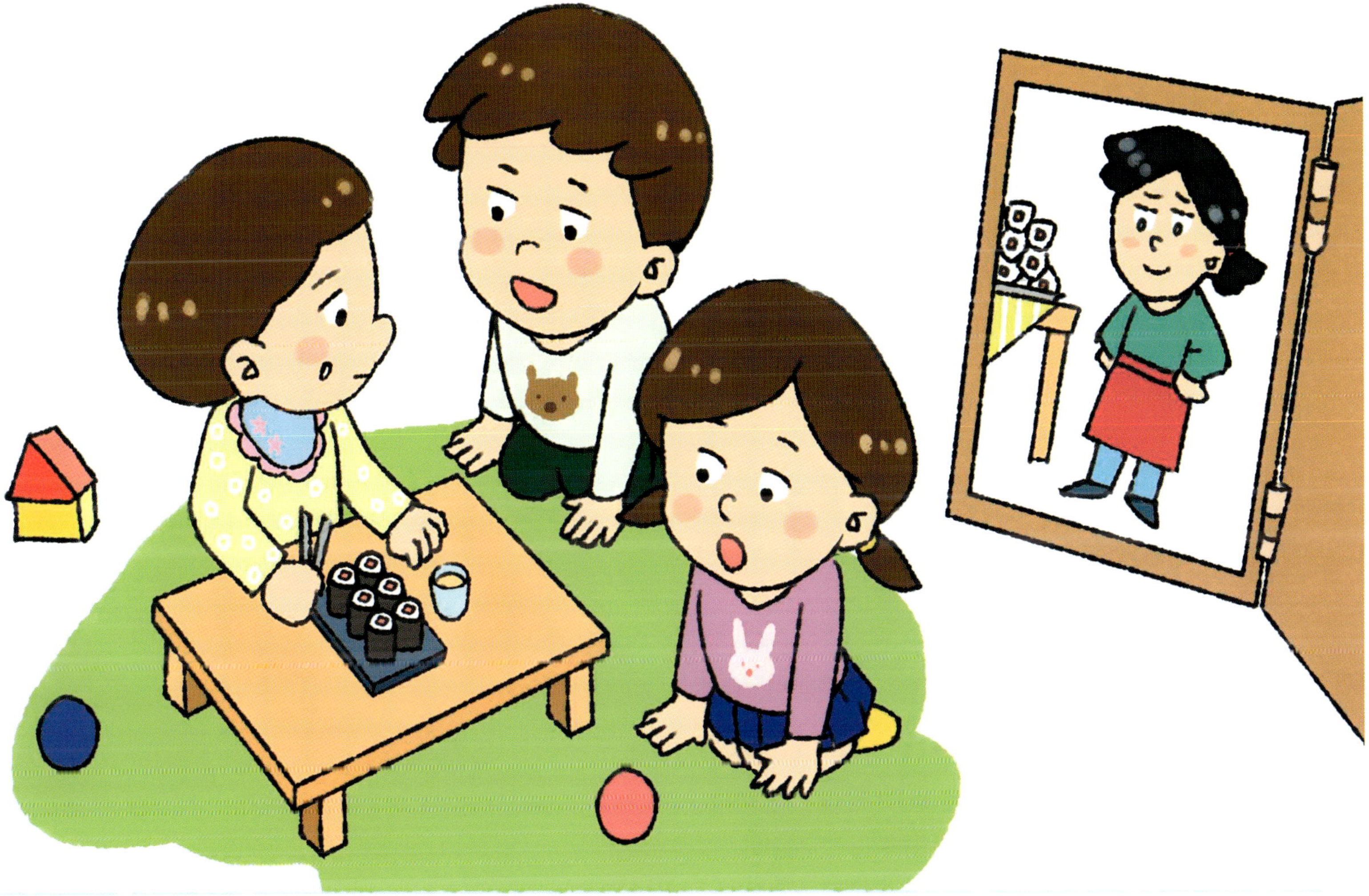

"햄만 빼 먹어도 돼?"

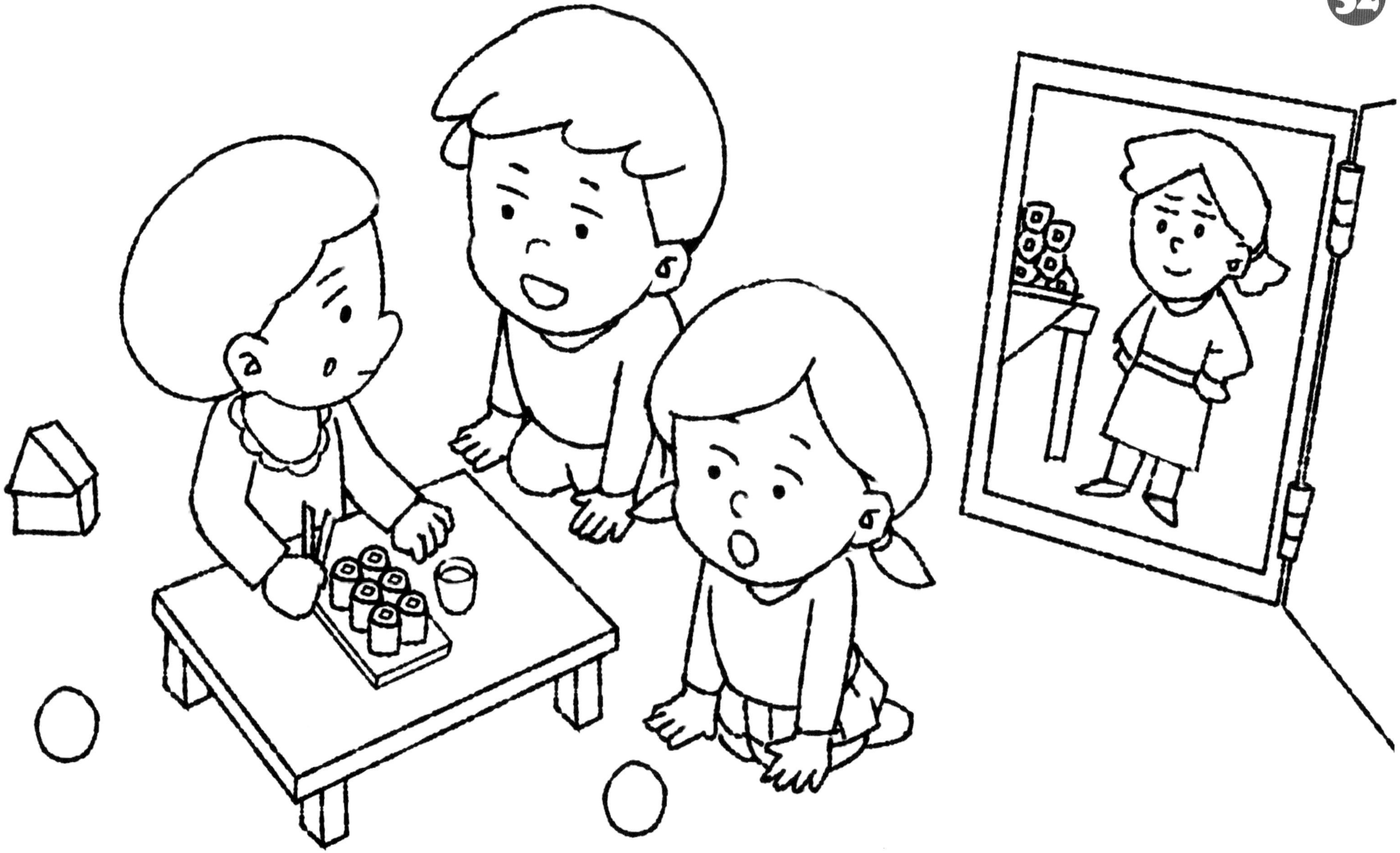

53 보기 좋은 떡이 먹기도 좋다

• 의미

내용뿐만 아니라 겉모양도 좋아야 더 나음을 이르는 말입니다.

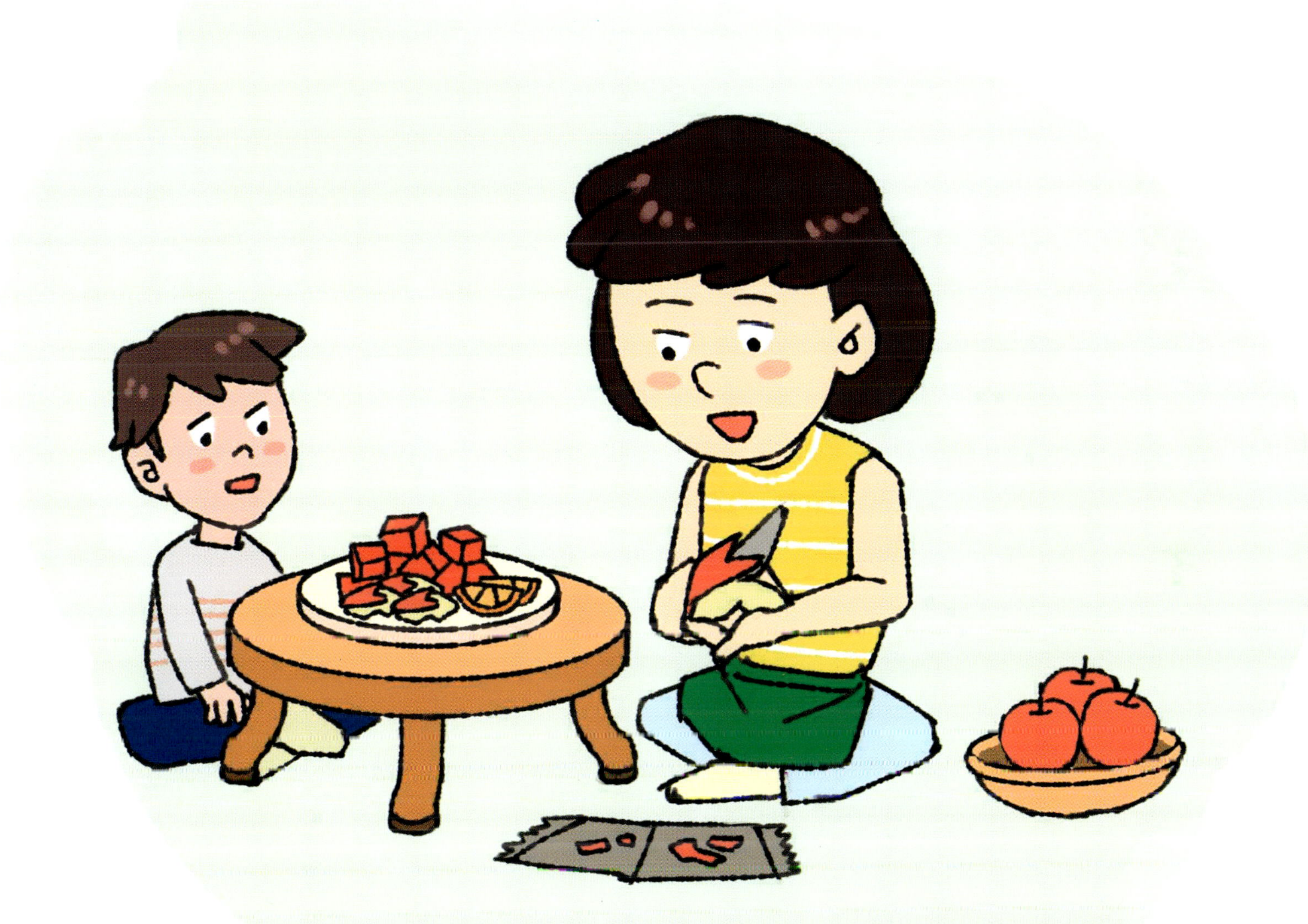

"그냥 껍질만 벗겨서 먹으면 안 돼?"　　"음식은 눈으로도 먹는다는 말이 있잖아."

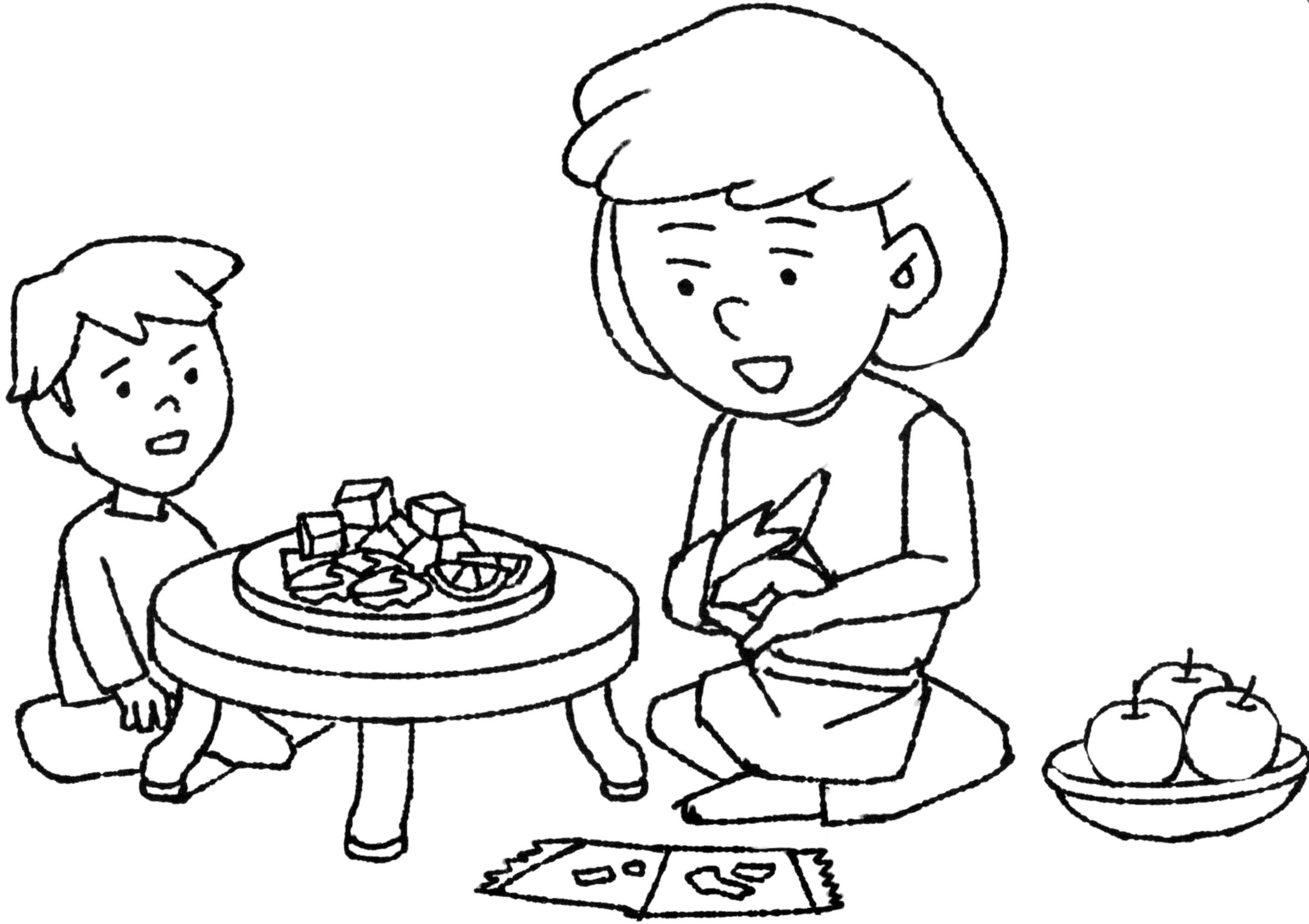

54 빛 좋은 개살구

• **의미**

별 볼 일 없는 것이
겉만 번지르르한 것을
이르는 말입니다.

• **비슷한 속담**

속 빈 강정.

• **반대 속담**

뚝배기보다 장맛.

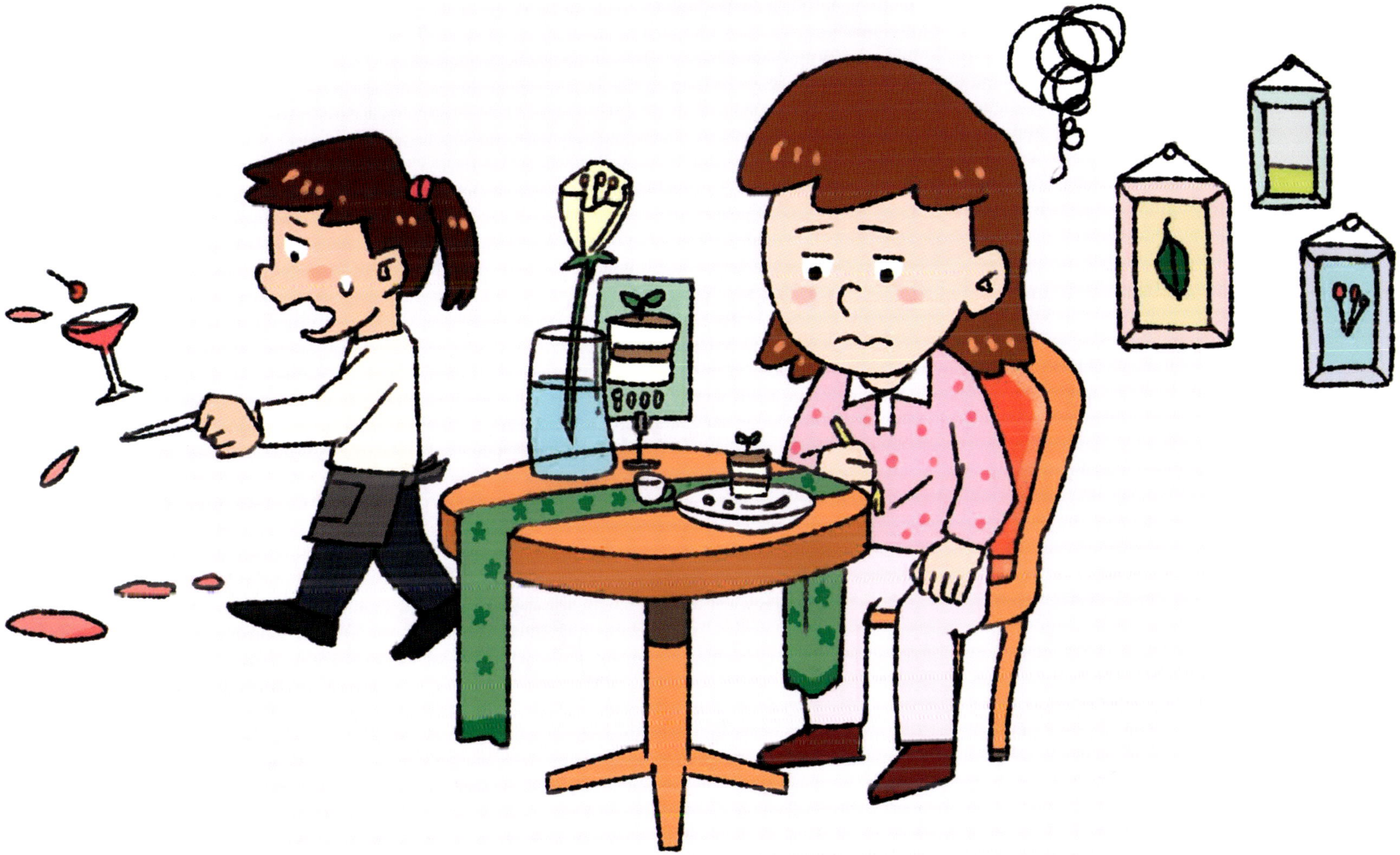

"인테리어가 예쁜 가게라서 들어가 봤는데 맛과 서비스가 영 별로야."

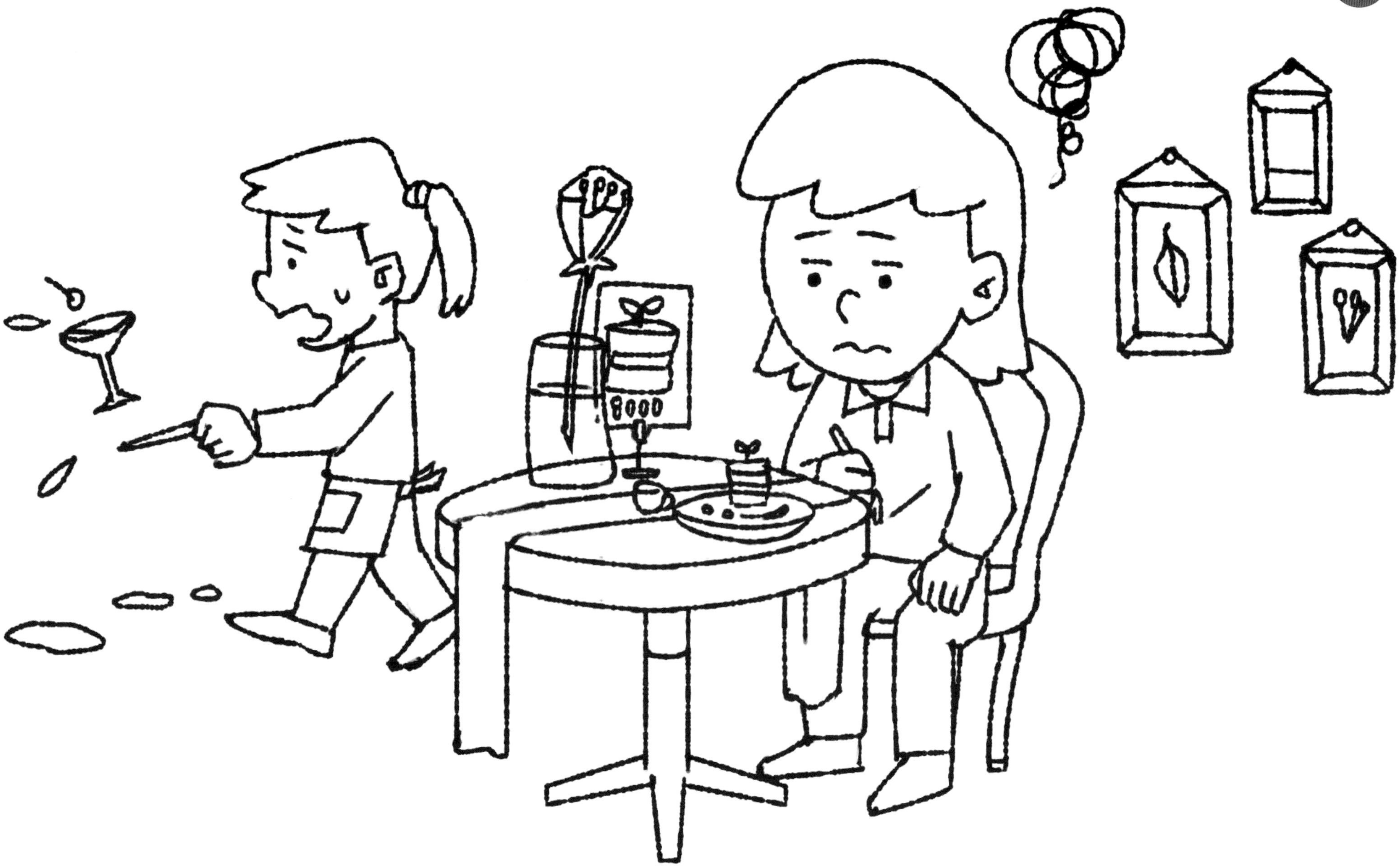

55 사공이 많으면 배가 산으로 간다

- **의미**

  참견하거나 관여하는
  사람이 많으면 일을
  온전히 하기 힘들다.

- **비슷한 속담**

  어느 장단에 춤을 추라는 건지.
  목수가 많으면 집이 무너진다.

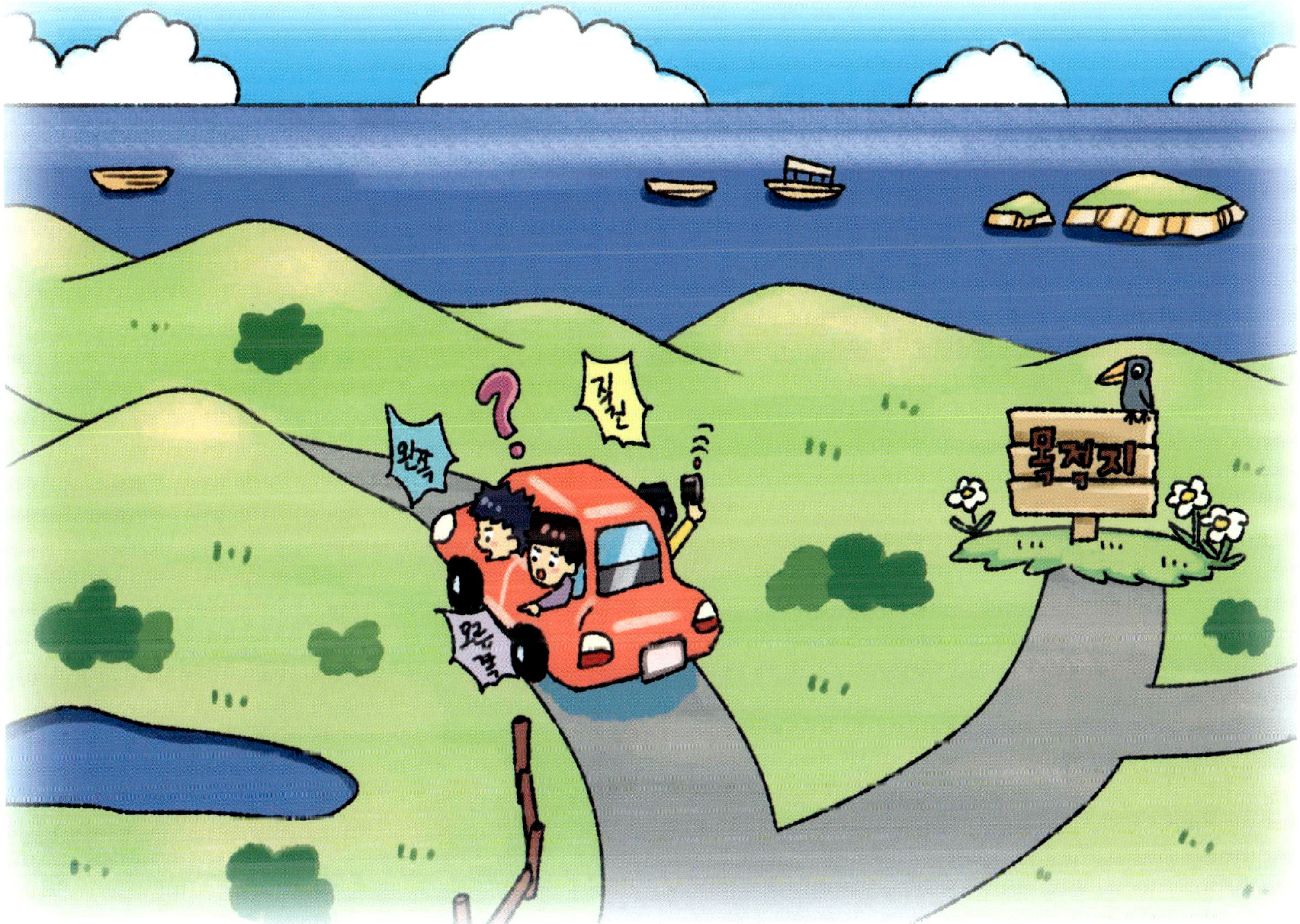

"실은 한 사람만 찾도록 하자."

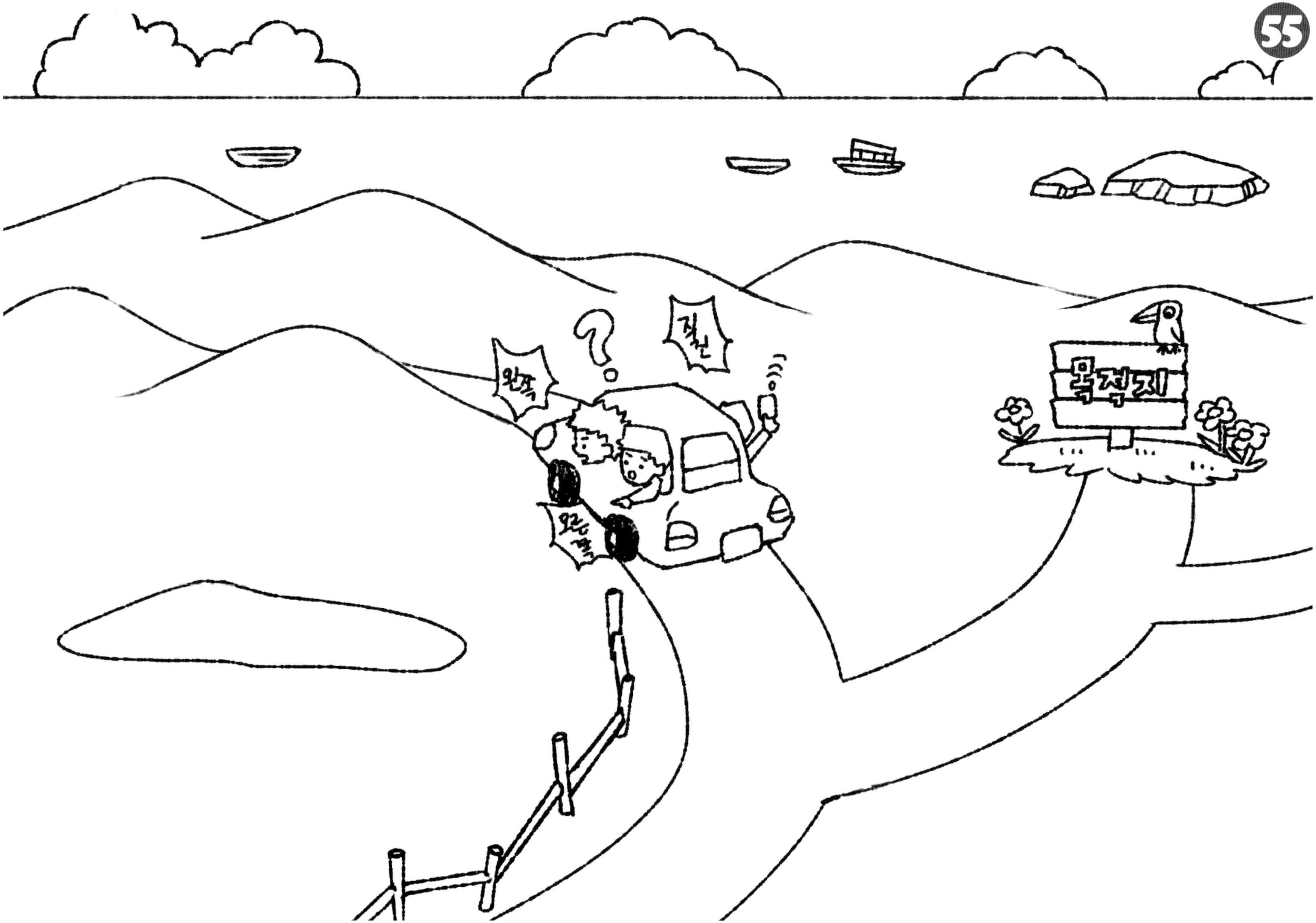
왼쪽
직진
오른쪽
목적지

56 서당 개 삼년이면 풍월을 읊는다

• 의미

어리석은 사람도
훌륭한 사람 곁에
오래 있다 보면
저절로 얻어 배우거나
영향을 받게 된다는
말입니다.

• 비슷한 속담

큰 나무 덕은 못 봐도
큰 사람 덕은 본다.

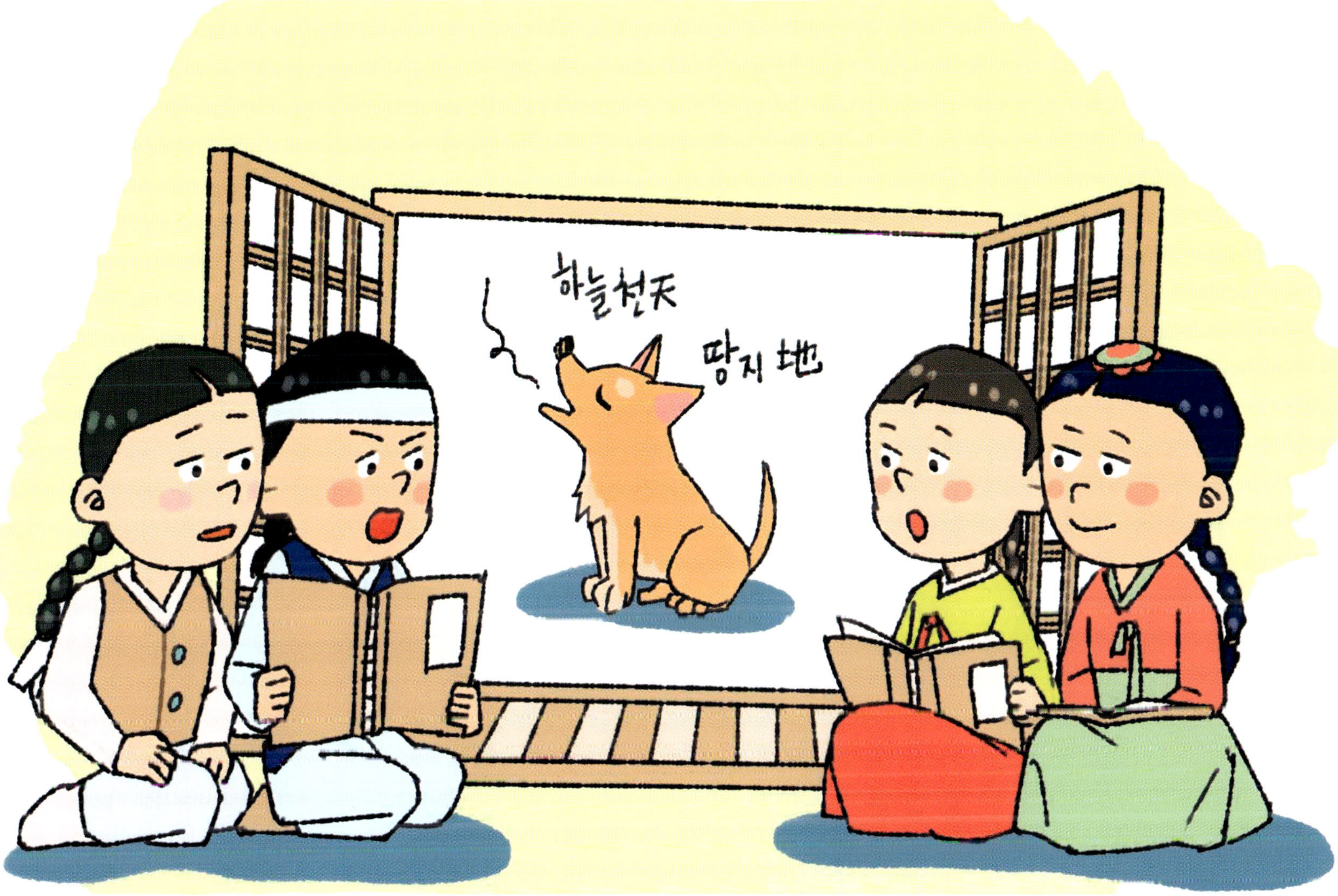

"어깨 너머로도 보고 듣고 배운다더니!"

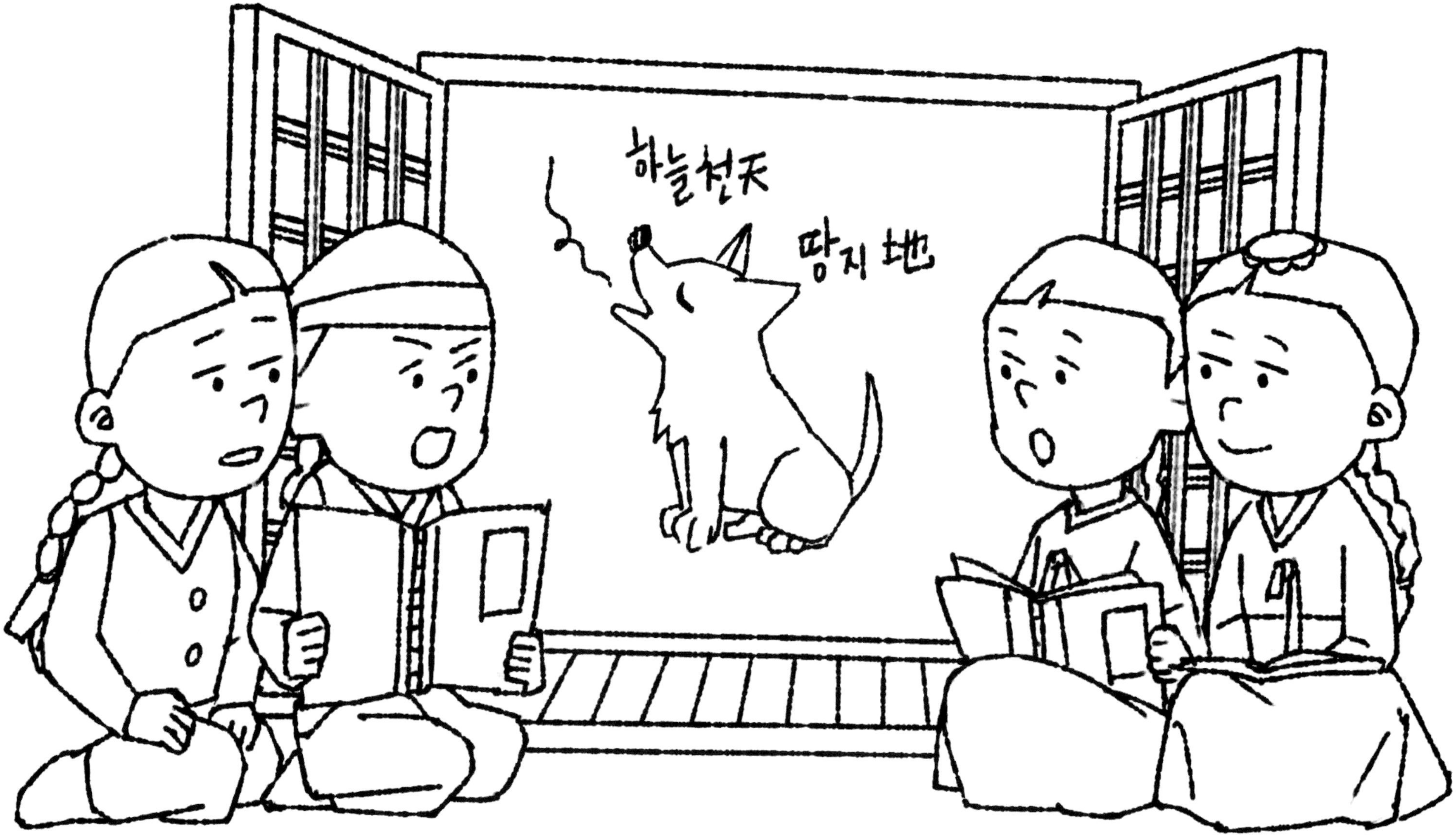
하늘천天
땅지地

57 세 살 버릇 여든까지 간다

• 의미

한번 몸에 밴 버릇은 쉽게 고쳐지지 않는 것을 말합니다.

• 비슷한 속담

든 버릇 난 버릇.

한번 검으면 흴 줄 모른다.

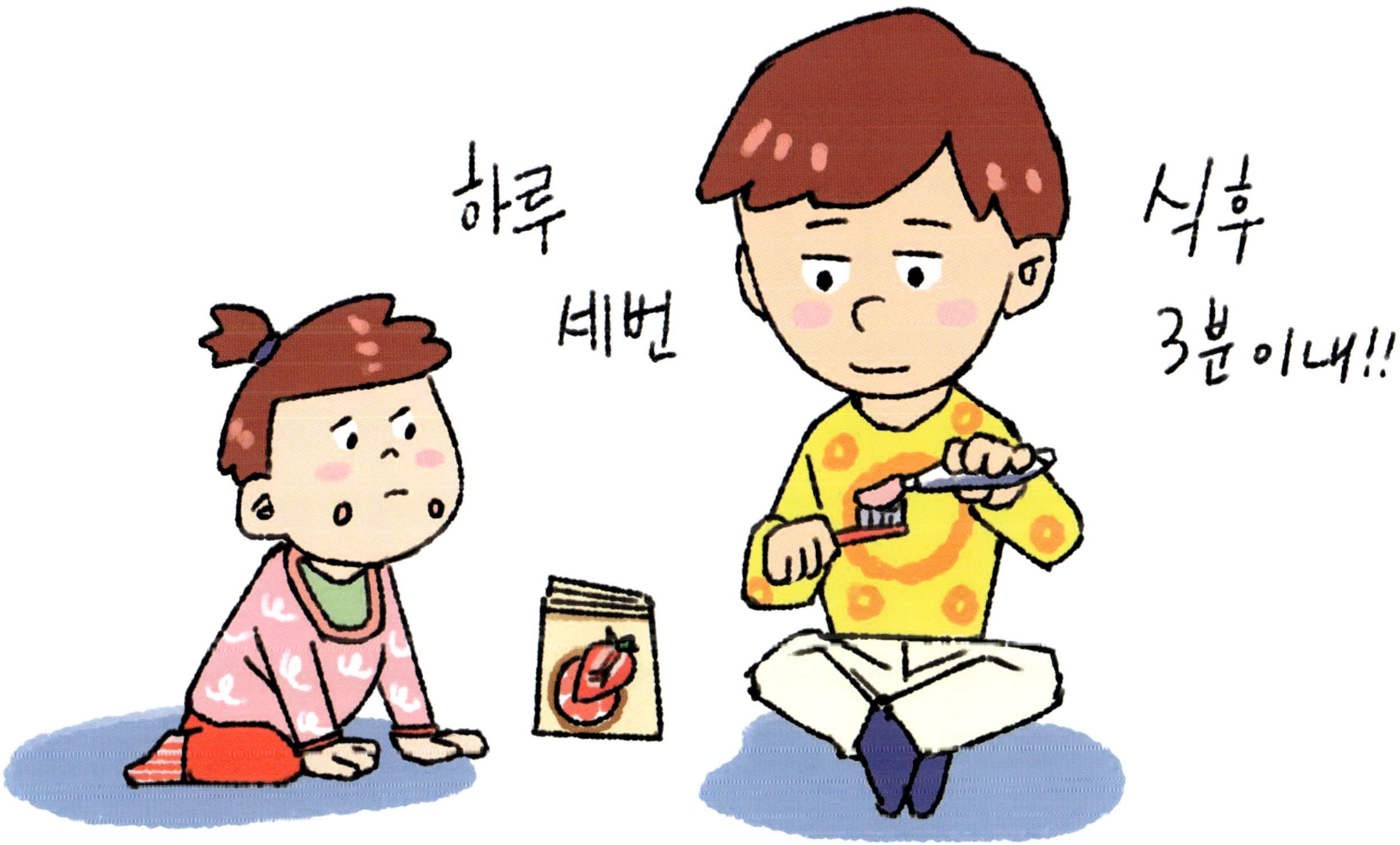

"습관은 몸에 익으면 돌이키기 힘드니 일찌감치 좋은 습관을 들이자."

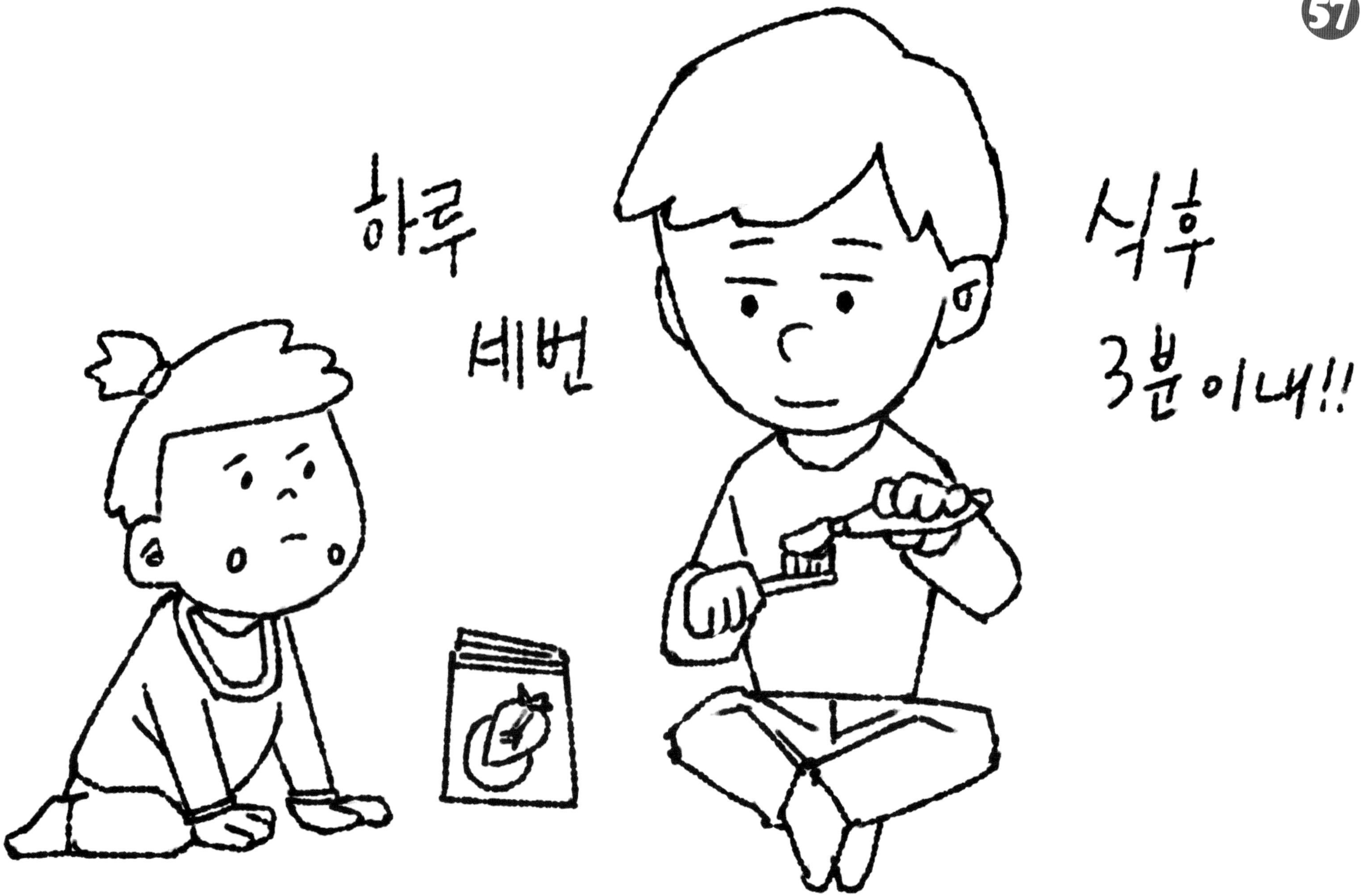
하루
세번
식후
3분이내!!

58 소문난 잔치에 먹을 것 없다

• 의미

널리 알려진 평판과는 달리
실속이 없다는 것을
이르는 말입니다.

• 비슷한 속담

이름만 있고 실속이 없다.
기대가 크면 실망도 크다.

• 반대 속담

이름값 한다.

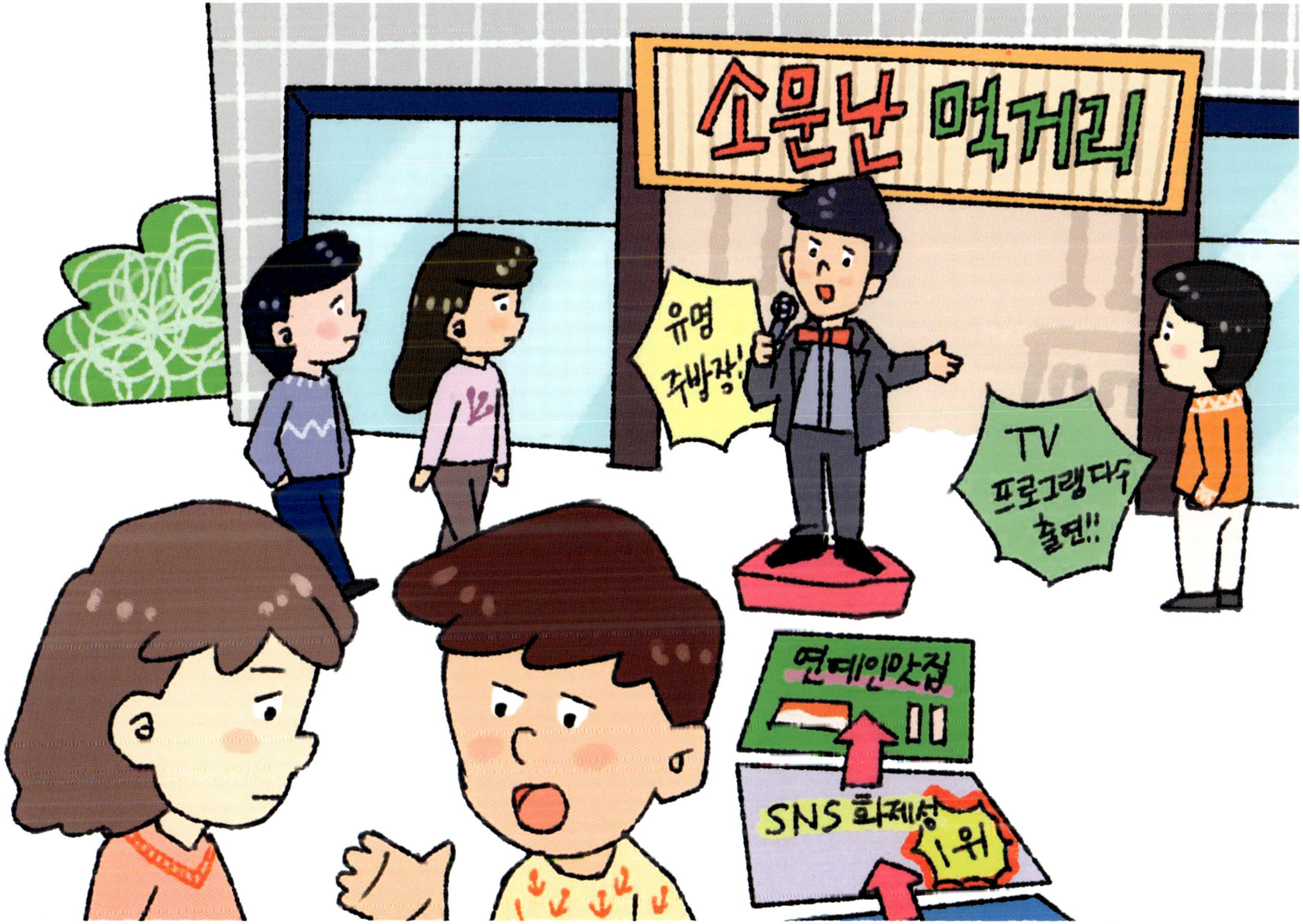

"큰 소리가 날수록 잘난 척을 할수록 조심해야 해!"

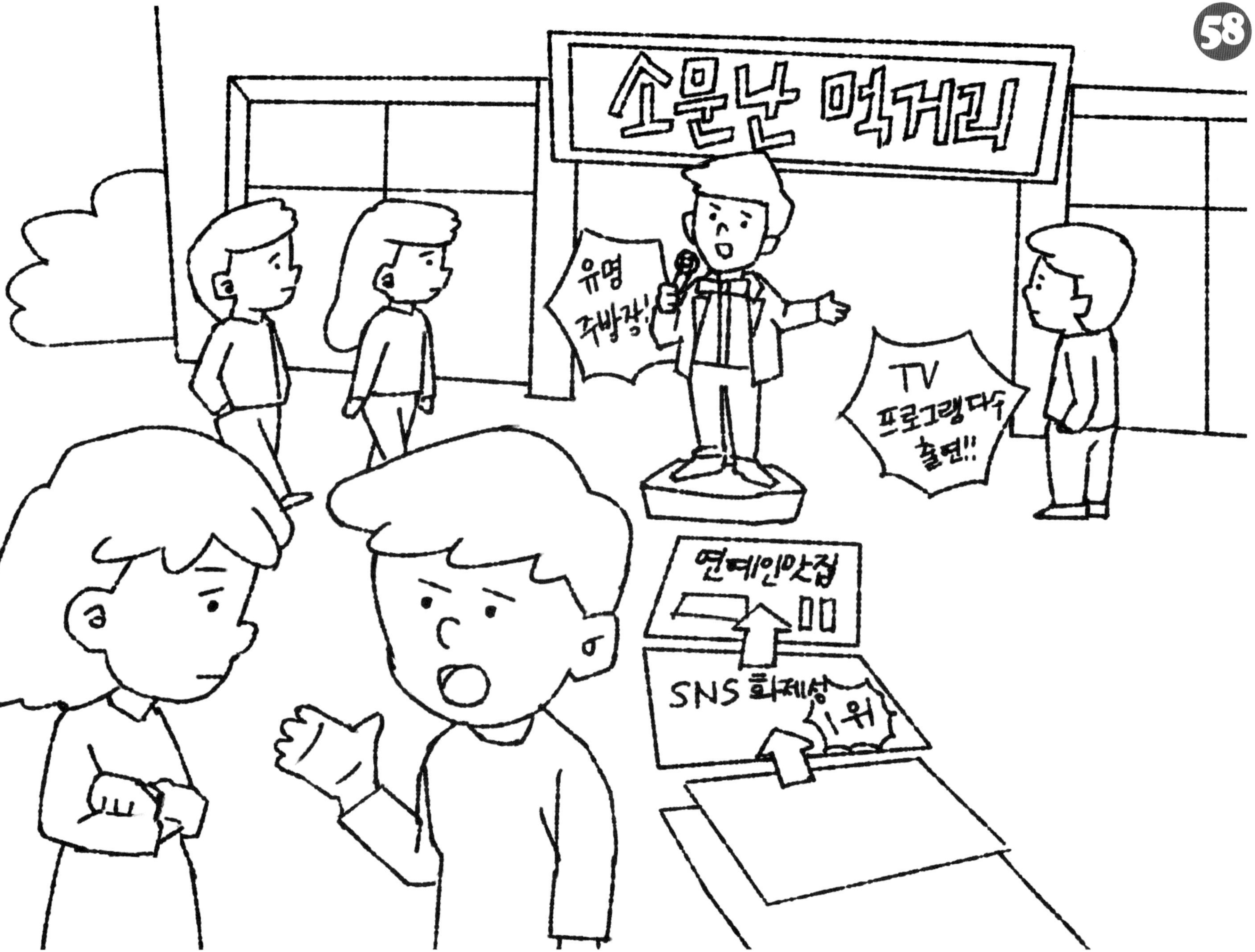
소문난 먹거리
유명 주방장!
TV 프로그램다수 출연!!
연예인맛집
SNS 화제성 1위

59 소 잃고 외양간 고친다

• **의미**

이미 잘못된 뒤에는
손을 써도 소용없다는 것을
말합니다.

• **비슷한 속담**

떠난 기차에 손 흔들기.

죽은 다음에 처방전
(사후약방문).

• **반대 속담**

돌다리도 두드려보고 건너라.

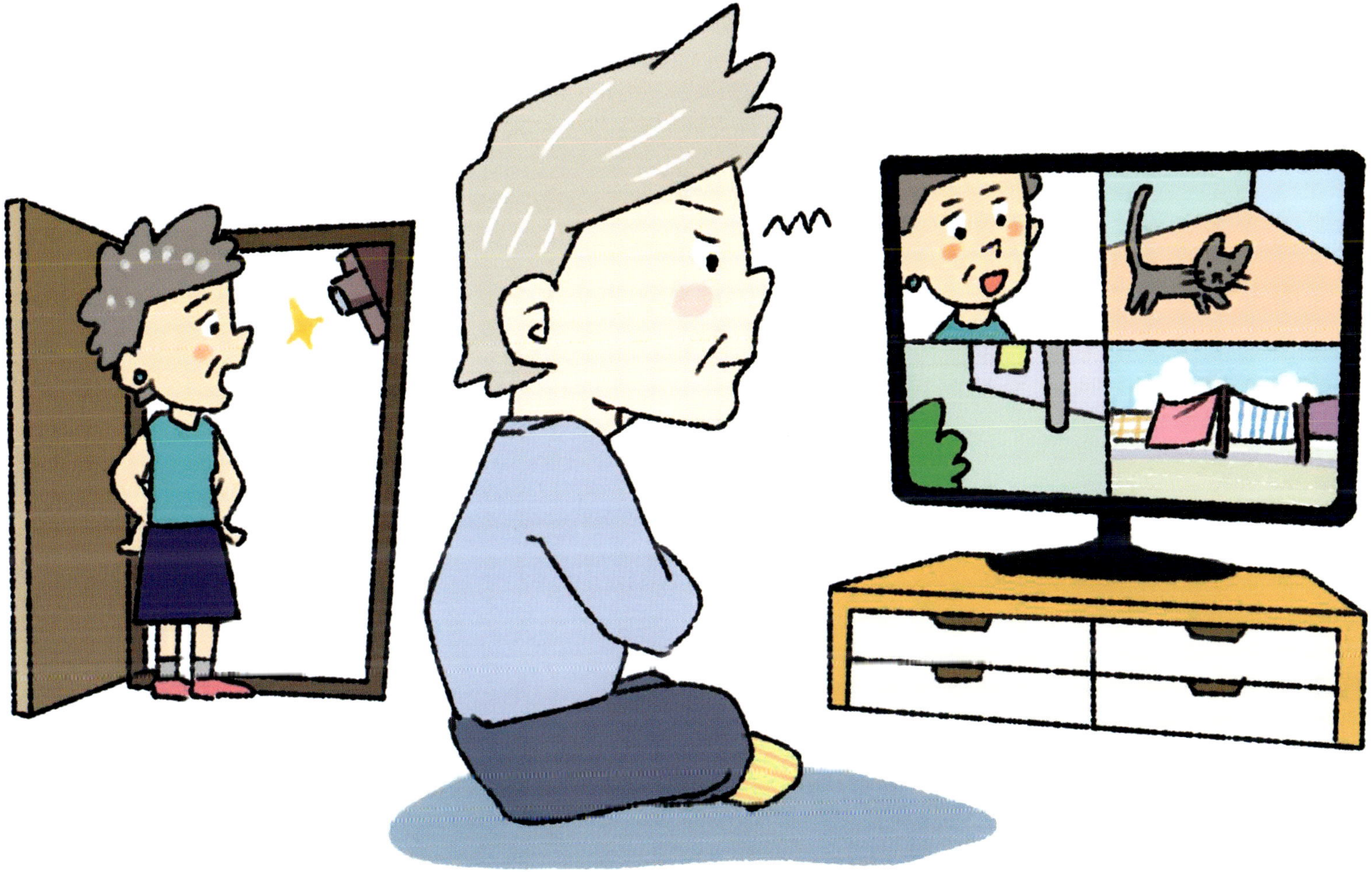

"도둑 놓치고 CCTV 달면 뭐해?"

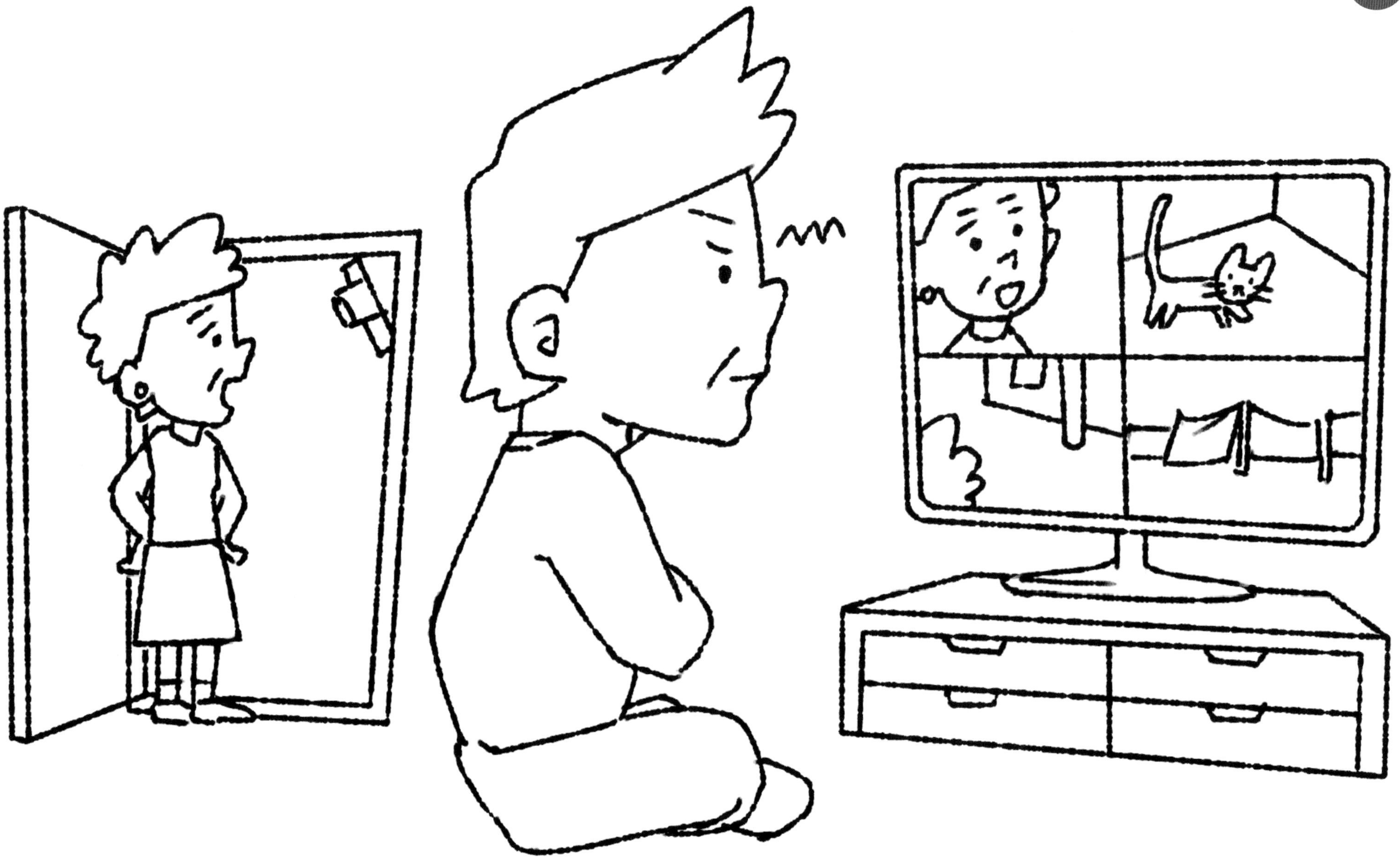

60 오르지 못할 나무는 쳐다보지도 말아라

• 의미

자기 능력과 자기 분수를 알고 자기가 할 수 없는 것이라면 무모한 시도는 하지 말라는 말입니다.

• 비슷한 속담

뱁새가 황새 따라가다 가랑이 찢어진다.

보리밥에는 고추장이 제격이다.

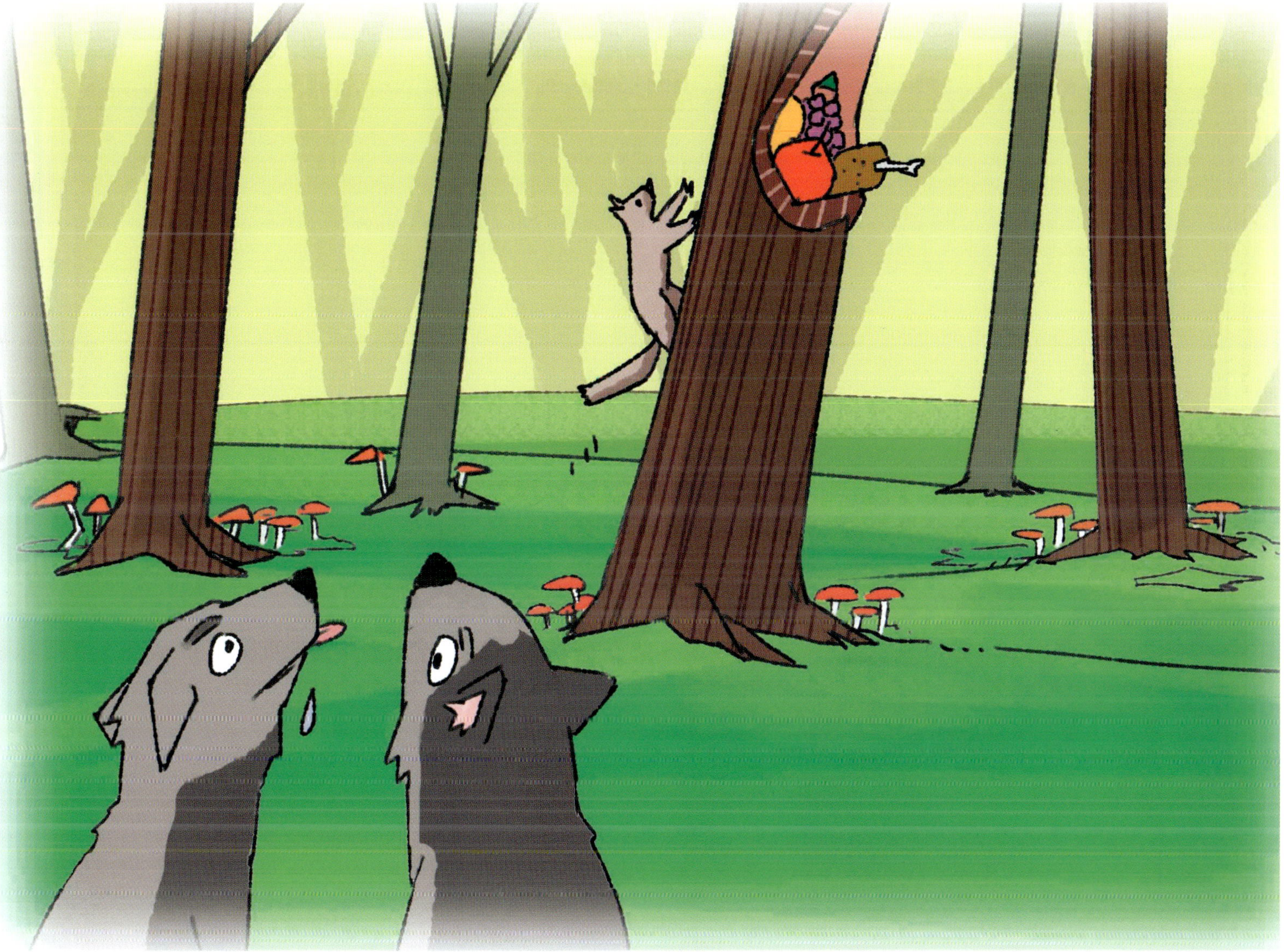

"쳐다보지 마! 미련만 생기지."

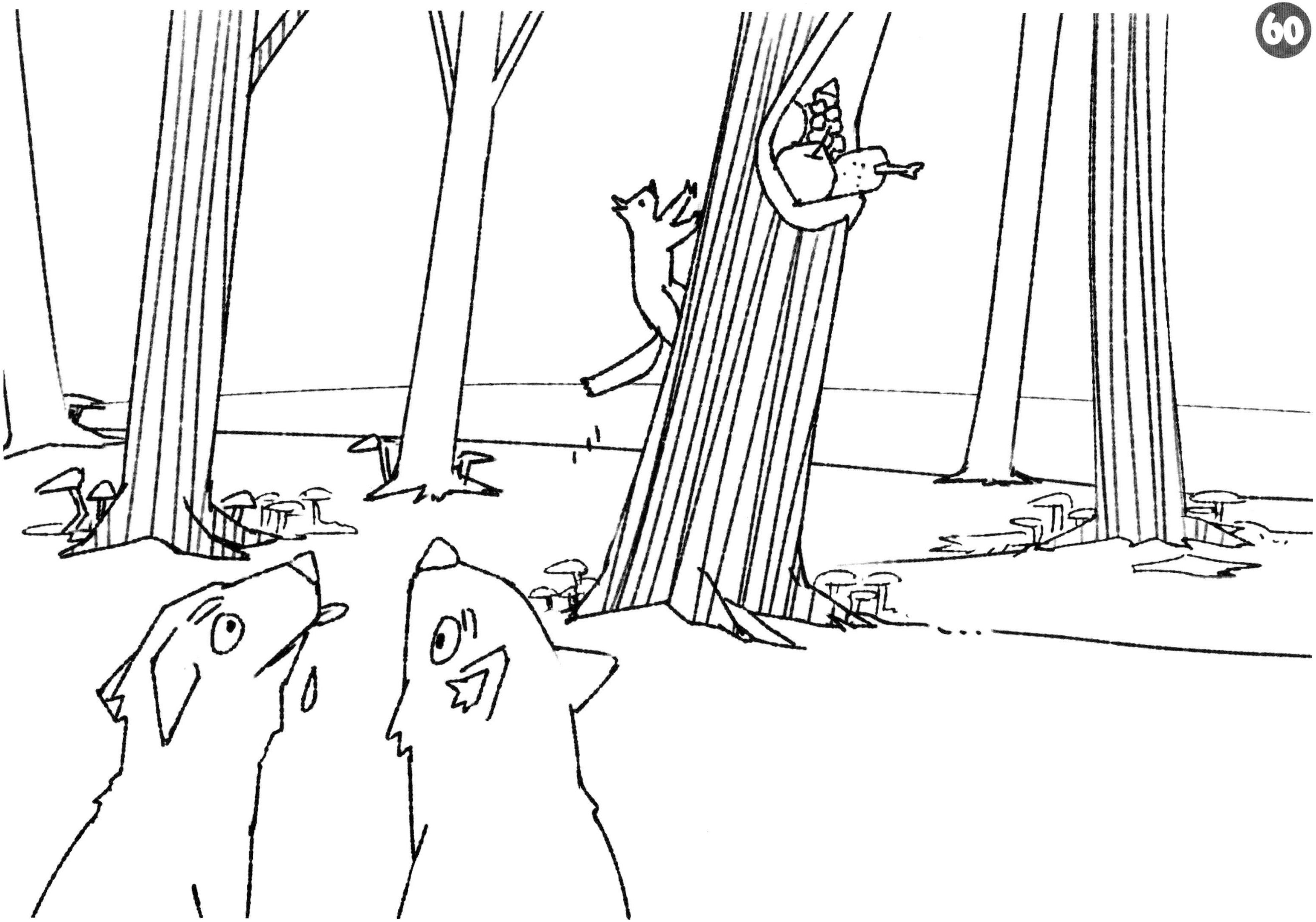

61 오뉴월 감기는 개도 안 걸린다

• 의미

여름에 감기에 걸리는 사람은
시원찮은 사람이라며
놀리는 말입니다.

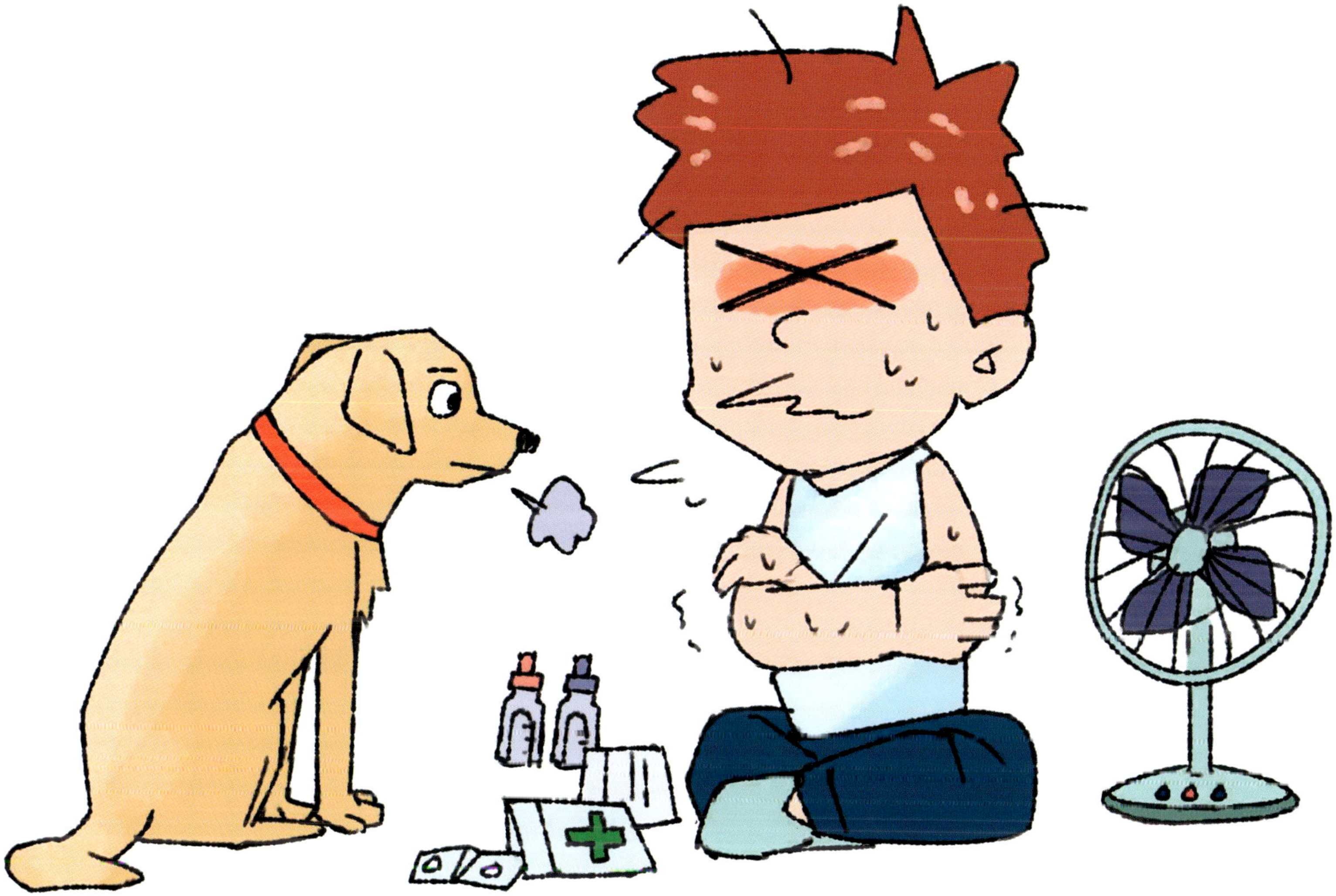

"날도 더운데 웬 감기."

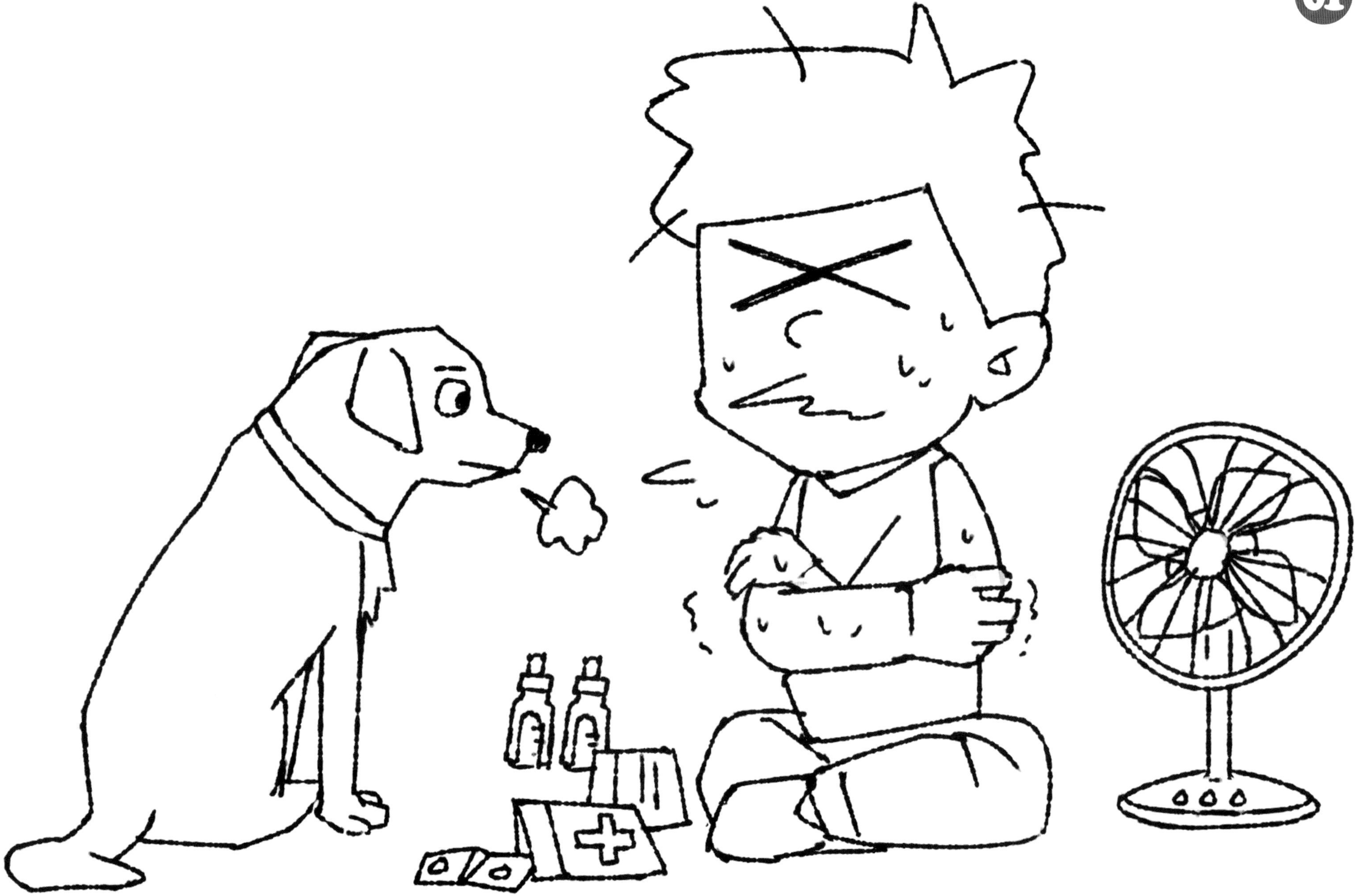

62 옥에도 티가 있다

• 의미

억지로 결점을 찾으면 누구나 흉허물이 조금씩 있다는 말입니다.

• 비슷한 속담

털어서 먼지 안 나는 사람 없다.

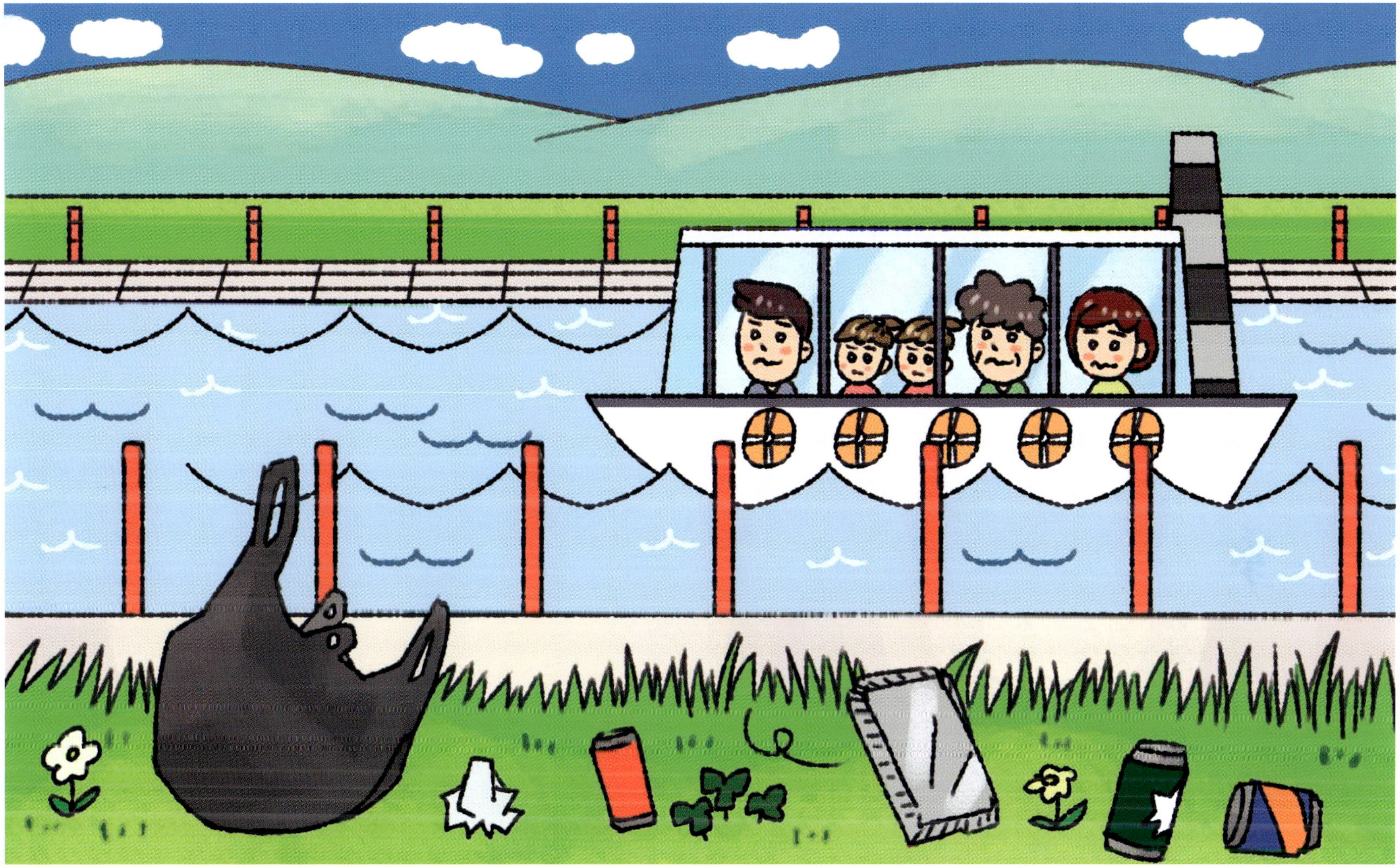

"풍경은 좋은데 쓰레기가 너무 많나." "나 좋은데 딱 하나 그게 아쉽네."

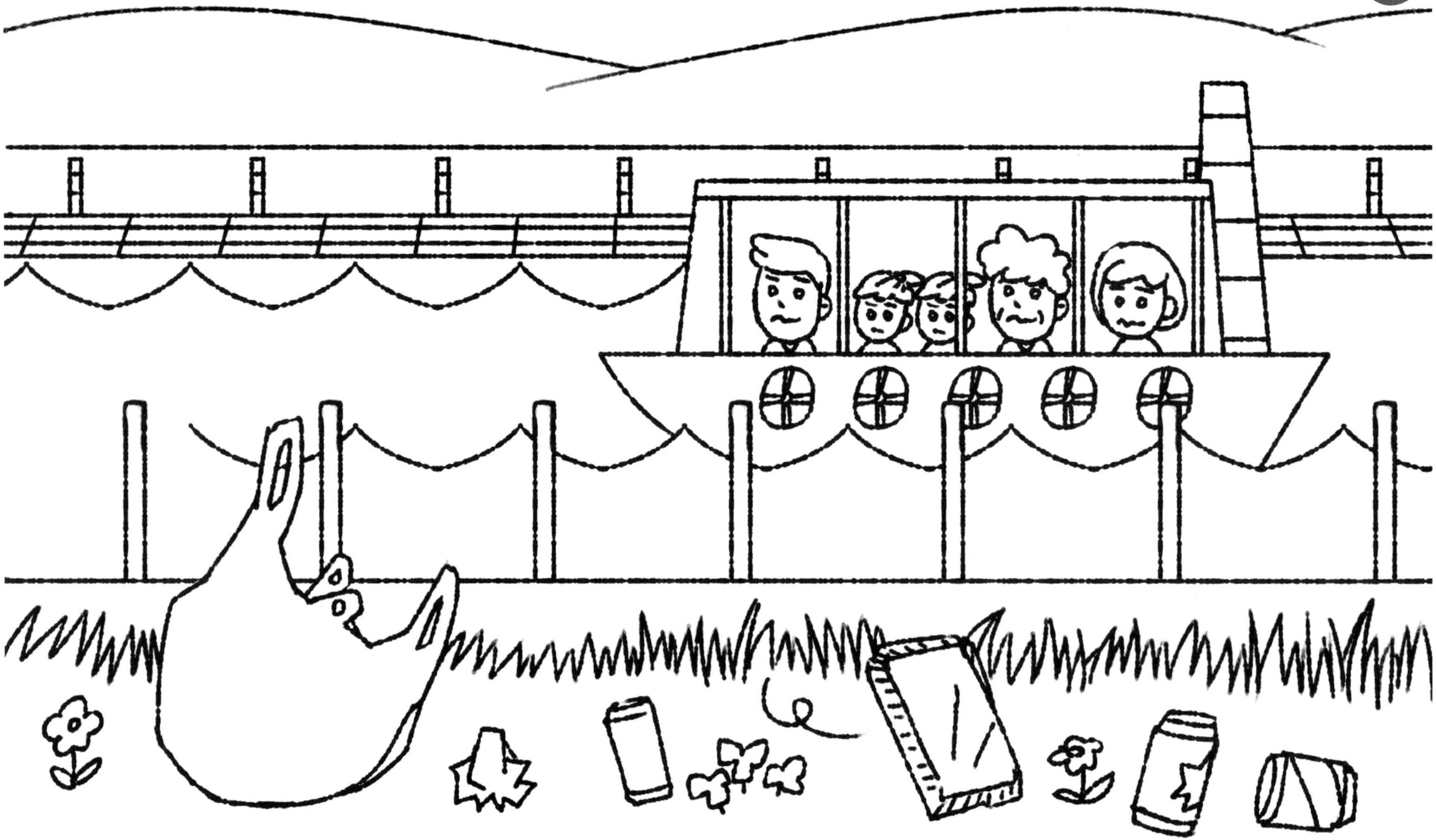